DIETA *dos* PASSOS

DIETA *dos* PASSOS

UM PROGRAMA SIMPLES QUE PODE REVOLUCIONAR A SUA FORMA FÍSICA

RENATO DUTRA

PREPARADOR FÍSICO E COLUNISTA DA *REVISTA VEJA*

lua de papel

Edição de texto: Silvia Campolim
Preparação de texto: Sandra Scapin
Revisão: Josélia Aguiar
Diagramação: S4 Editorial
Capa: Osmane Garcia Filho
Imagem de capa: ©SungIL Kim/Corbis/Corbis (DC)/Latinstock

DADOS INTERNACIONAIS DE CATALOGAÇÃO NA PUBLICAÇÃO (CIP-BRASIL)
Ficha catalográfica elaborada por Oficina Miríade, RJ, Brasil.

D978 Dutra, Renato, 1972-
Dieta dos passos : um programa simples que pode revolucionar a sua forma física / Renato Dutra. – São Paulo : Lua de Papel, 2010.
118 p.: il.

ISBN 978-85-63066-08-4.

1. Dieta de emagrecimento. 2. Hábitos alimentares. 3. Exercícios para emagrecimento. I. Título.

CDD 613.25

TEXTO EDITORES LTDA.
[Uma editora do grupo Leya]
Av. Angélica, 2163 – Conj. 175/178
01227-200 – Santa Cecília – São Paulo – SP
www.leya.com.br/luadepapel
Twitter: @luadepapel_BRA/@EditoraLeya

Sumário

Apresentação

Como seria bom se houvesse um empenho das autoridades em lidar preventivamente com a obesidade! E não apenas isso, mas empenho também em estimular um estilo de vida saudável, com mais atividade física e menos hábitos nocivos... Ah, a população seria muito mais saudável!

A maioria dos problemas de saúde com os quais lidamos hoje são decorrentes da vida sedentária que levamos e dos hábitos alimentares introduzidos pela revolução industrial, que se consolidaram no Ocidente ao longo do século XX. Há mais de 50 anos a ciência vem mostrando isso, e pesquisadores do mundo todo não se cansam de alertar para os danos provocados pelo excesso de células de gordura no organismo.

A Dieta dos Passos apresentada neste livro tem o intuito de ajudá-lo a driblar essa realidade e viver bem a partir de uma alternativa muito viável: andar.

Andar é o sistema de locomoção da maioria das pessoas – o ato de dar passos já faz parte do cotidiano como uma atividade física necessária à nossa mobilidade. Então, é só continuar a dar mais passos e levar a sério o desafio de aumentar seu Nível de Atividade Física, um conceito no qual nos aprofundaremos e ao qual nos referiremos apenas como NAF.

Nas páginas que se seguem, citaremos o NAF inúmeras vezes, porque a Dieta dos Passos se baseia no registro dos passos acumulados ao longo do dia, que é a medida do seu nível de atividade física, ou seja, do seu NAF. E o pedômetro que acompanha este livro servirá ao importante propósito de ajudá-lo a estimar seu NAF com bastante precisão.

Meu propósito inicial com a Dieta dos Passos é fazê-lo dar mais de 5 mil passos diários, o que representa o limite entre sedentarismo e vida ativa, mas, para perder peso, é necessário acumular mais de 10 mil passos por dia. Mesmo que isso lhe pareça inexequível num primeiro momento, continue lendo. Aposto como vou convencê-lo de que não é bem assim. Não vou dizer que seja fácil, pois se trata de uma mudança de rotina e todo mundo gosta de permanecer em sua zona de conforto, mas com um pouquinho de persistência e paciência você chega lá. Afinal, se sua zona de conforto estivesse tão confortável você não teria se interessado por este livro, não é mesmo?

O inusitado da Dieta dos Passos é a possibilidade de contabilizar todas as oportunidades de movimento surgidas ao longo do dia. Nada de ter de se exercitar por mais de meia hora seguida para obter algum benefício. Aqui, qualquer oportunidade de movimento vale! Caminhar no corredor da firma até o café? Vale. Ir até a esquina para sacar dinheiro no caixa eletrônico? Vale. Sair para almoçar, subir e descer as escadas normais e não rolantes em metrôs e shoppings, deixar o carro em casa para ir ao cinema, levar o cachorro a passear, brincar com os filhos? Vale tudo! Se estiver usando o pedômetro, tudo será registrado e, à noite, você contabiliza os passos e conhece seu NAF.

Conhecer seu NAF vai mudar sua vida! Será a referência que faltava para orientá-lo a equilibrar o consumo e o gasto de calorias.

Este livro contém tabelas de alimentos com informações calóricas e de passos necessários para queimar suas calorias, o que é muito útil ao controle do peso, mas não o mais importante na Dieta dos Passos, cujo foco é a mudança de paradigma. O pedômetro mostrará em números precisos se, depois de uma caminhada de uma hora, por exemplo, você está próximo ou distante do NAF ideal. E se o resultado for inferior ao seu objetivo, você, certamente, se sentirá desafiado a caminhar um pouco mais para cumprir sua meta.

Dieta dos Passos – eu o desafio a começar.

O nosso metabolismo de homem das cavernas

Quarenta e nove calorias por quilo de peso – era essa a quantidade de energia que um homem da Era Paleolítica gastava em média por dia. Já o gasto energético diário do homem contemporâneo está por volta de 32 calorias por quilo de peso. Ou seja, gastamos cerca de 35% (trinta e cinco por cento) menos calorias do que nossos antepassados das cavernas, o que quer dizer que, enquanto um homem primitivo de 80 quilos queimava 27.440 calorias por semana, um homem moderno com o mesmo peso queima apenas 17.920 – quase 10 mil calorias semanais a menos. Parece pouco? Então, observe o quadro a seguir para visualizar essa diferença.

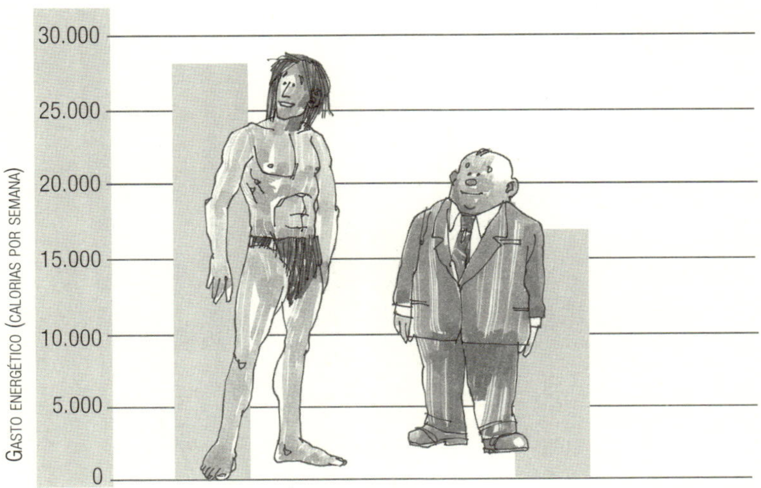

Gasto energético do homem paleolítico *versus* gasto energético do homem moderno
Adaptado de Booth, F. W. *et al.*

Além disso, o homem moderno está consumindo calorias com teores elevados de gordura e açúcar, e, juntos, esses fatores respondem pelo número cada vez maior de pessoas com sobrepeso ou obesidade.

Nesse particular, vamos falar de Brasil. Aqui, mais da metade da população sofre com excesso de peso – 43% apresentam sobrepeso e 13% são obesos. Mas o dado mais alarmante encontrado em pesquisas recentes é que cerca de um terço da população adulta não faz nenhuma atividade física.

O homem moderno tem pouca semelhança com seus pares primitivos. Hoje em dia, a disponibilidade de comida é farta e o acesso a ela, extremamente fácil. No paleolítico, porém, o homem tinha de arriscar a vida para conseguir alimento. Em sua rotina, o homem das cavernas passava alguns dias andando, subindo em árvores e atravessando densas florestas em busca de caça. Sua atividade física era um meio indispensável de sobrevivência, e a alimentação, um prêmio. Era uma realidade bem diferente da que vivemos, em que a oferta de alimentos facilitou o consumo excessivo de calorias e a atividade física passou a ser um luxo de quem tem tempo para fazer caminhadas, nadar ou frequentar academias.

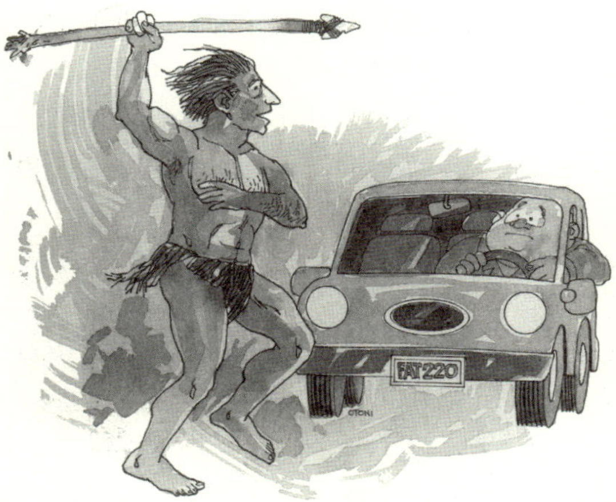

O homem moderno tem pouca semelhança com seus pares primitivos...

Uma consequência da combinação de sobrepeso e inatividade física são as doenças cardiovasculares, que constituem uma das principais causas de morte no mundo e a principal no Brasil. Aquela "barriguinha" cultivada principalmente pelos homens pode indicar um conjunto de problemas de saúde, descritos hoje pelos especialistas como Síndrome Metabólica. De modo bem simplificado, síndrome metabólica é o resultado da associação de diabetes em estágio inicial com colesterol (LDL) elevado e hipertensão.

O homem do paleolítico, naturalmente, não conhecia essas doenças, que fazem parte do passado mais recente da humanidade, caracterizado por um padrão de vida sendentário e pela facilidade de acesso aos alimentos. Mas o corpo humano não foi projetado para viver de maneira sedentária, daí sua vulnerabilidade a problemas como aterosclerose, uma doença cuja prevalência só aumentou nos últimos cem anos. E quando um limite biológico é ultrapassado, seus efeitos devastadores são sofridos tanto na genética quanto no desenvolvimento de doenças.

A tendência de ganho de peso está em nosso DNA, que permanece praticamente o mesmo desde a era das cavernas, e isso nos leva a poupar calorias para épocas de escassez, pois era o que nossos ancestrais faziam em razão da menor disponibilidade de alimentos. Mas, a partir das duas últimas décadas do século 20, por conta da diminuição drástica no nível de atividade física e da facilidade de acesso à ingestão de alimentos, combinadas com níveis elevados de estresse no cotidiano, a carência energética deixou de fazer parte da nossa condição de vida. Ainda assim, temos um DNA que nos leva a poupar calorias.

Resultado: nosso código genético não mudou, mas nosso ambiente sim, e, em nosso novo ambiente, nos mexemos menos e comemos e nos estressamos mais.

Se dividíssemos as pessoas adultas em três tipos, encontraríamos, de modo simplificado, o seguinte:

a. Quem está magro e quer se manter dessa forma.
b. Quem está com sobrepeso e deseja mudar esse quadro.
c. Quem está obeso e, portanto, não tem escolha: tem de reverter a situação!

Como a maioria das pessoas está em alguma das três categorias, convido você a ler os próximos capítulos deste livro, que demonstrarão como um programa simples, baseado na contagem de passos, pode revolucionar sua forma física.

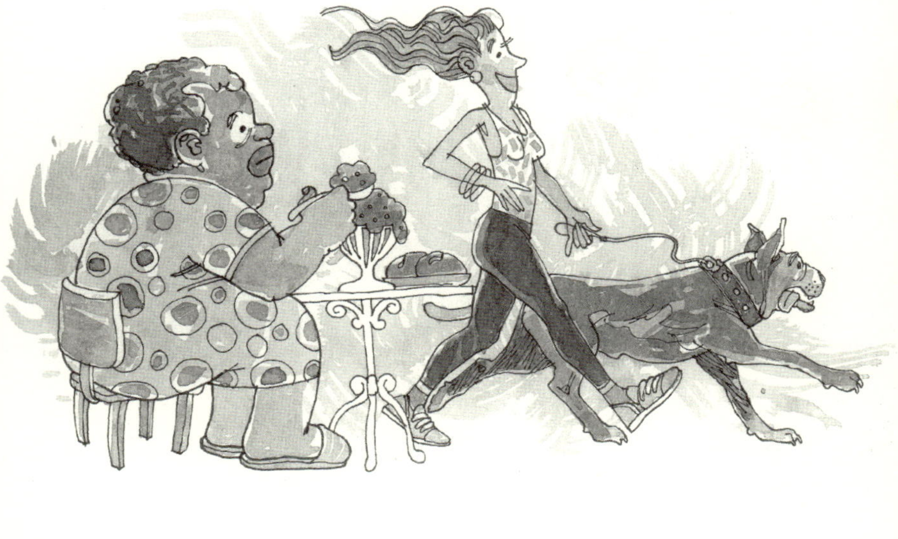

CAPÍTULO 1

Como você quer estar nos próximos anos?

Pesquisas dão conta de que a expectativa de vida do brasileiro aumentou de 69 anos para 72 anos, o que representa um ganho de três anos. Mas, o que isso realmente significa em termos de qualidade de vida, ou, como prefiro dizer, de "vida de qualidade"? Estamos de fato vivendo melhor?

Quando leio essas notícias, sempre me pergunto se nossa qualidade de vida melhorou. De acordo com estudos na área da saúde, a resposta é não. Especialistas acreditam que o aumento da expectativa de vida seja basicamente decorrente dos avanços da medicina, o que não necessariamente interfere na qualidade de vida do indivíduo. Estamos cada vez mais sedentários, hipertensos, gordos e desenvolvendo doenças crônicas. Até mesmo crianças e adolescentes estão apresentando doenças causadas por sedentarismo!

Disso tudo, concluo que, de fato, estamos mais aptos a prolongar a vida, mas a um custo alto, que inclui remédios, tratamentos e uma existência limitada e, muitas vezes, dependente. Entretanto, somos obrigados a arcar com esse custo? Pode apostar que não! Desde, é claro, que comecemos a nos preocupar hoje com como queremos estar nos próximos anos.

Foi esse tipo de preocupação, mas mais abrangente, que levou um empresário a procurar-me para tentar reverter o quadro de sedentarismo e sobrepeso que se verificava em sua empresa, mas essa história eu relato adiante.

Uma alternativa viável

Dar passos é uma alternativa simples e ao alcance de praticamente todos os que buscam um caminho saudável para manter a forma ou emagrecer. Isso mesmo: dar passos, caminhar – apenas isso!

A Dieta dos Passos que proponho neste livro – "quanto maior o número de passos diários maior o gasto calórico" – baseia-se no conceito, por sinal bem simples, de que o gasto calórico é fundamental para a perda de peso. E a fórmula matemática correspondente é a seguinte:

Emagrecimento = Gasto Calórico ***maior que*** (>) Ingestão Calórica

---

Emagrecer, no entanto, não é tão simples, se considerarmos a variável "ingestão calórica" envolvida nesta equação, a qual é representada por aquilo que comemos e pelo quanto comemos.

Comer está longe de ser uma atividade racional, que pode ser controlada com facilidade. Vejamos o caso do chocolate, por exemplo: esse alimento fornece um potente estímulo de prazer cerebral, com a liberação de substâncias como a serotonina, um neurotransmissor ligado à sensação de prazer e bem-estar. Para se ter uma ideia da importância da serotonina no humor, basta dizer que indivíduos com depressão não liberam quantidades suficientes dessa substância no organismo. Diante disso, é fácil entender por que tanta gente abusa do chocolate!

Nosso cérebro possui centros que são incrivelmente estimulados quando comemos, o que também pode nos levar a comer demais quando temos de lidar com situações de medo, ansiedade e outras emoções difíceis. Assim, comer pode se tornar uma muleta emocional. O problema é que as comidas escolhidas para essa finalidade costumam ser hipercalóricas.

O objetivo deste livro é ajudá-lo a aumentar seu nível de atividade física por meio de um programa no qual os passos e a ingestão calórica têm pesos iguais na equação do emagrecimento. Ou seja: na Dieta dos Passos, o emagrecimento depende 50% dos passos e 50% da ingestão calórica. (Nos capítulos 5 e 6, o nutricionista Maurício Lomônaco explica a importância da ingestão calórica para o sucesso do programa. Não deixe de ler.)

Por que criei a *Dieta dos Passos*

Vamos falar do trânsito em São Paulo. Estatísticas revelam que, nos últimos dez anos, a velocidade média dos veículos no horário de pico da tarde caiu 32%, passando de 25 quilômetros por hora, em maio de 1998, para 17 quilômetros por hora, em maio de 2008. Em paralelo a isso, é sabido que as pessoas têm passado mais tempo em seus locais de trabalho. Então, se o tempo gasto no trânsito vem aumentando e a jornada de trabalho tem se estendido, a conclusão simples é que as pessoas estão tendo cada vez menos tempo para praticar exercícios.

Diante dessa evidência, e como havia sido procurado para desenvolver um programa de qualidade de vida para uma empresa, lancei-me ao trabalho!

Após mais de uma década atuando como preparador físico e observador do estilo de vida nas cidades – e vivenciando isso –, comecei a esboçar um Programa de Passos. Nesse período, pude constatar facilmente que os níveis de estresse, aumentados diante das exigências crescentes da vida profissional, levam ao aumento da produção de um hormônio chamado cortisol, que favorece o acúmulo de gordura.

Ao avaliar a questão da qualidade de vida em ambiente corporativo constatei que muitas empresas se preocupam com isso, a maioria subsidiando parcial ou integralmente os custos com mensalidades de academias. No entanto, percebi que esse tipo de ação não oferece motivação suficiente. Assim, refleti durante duas semanas sobre a melhor maneira de implantar um programa que realmente surtisse efeito, que moblizasse as pessoas.

Em geral, os programas tradicionais de qualidade de vida em empresas oferecem possiblidades de exercício físico apenas a quem já é motivado, ou seja, a uma minoria. A maioria, o contingente de funcionários que já apresenta problemas de saúde, continua sem se mexer. Aliás, a negociação com o empresário em questão não foi das mais fáceis, pois ele queria implantar um programa de qualidade de vida convencional, mas insisti para que oferecêssemos aos funcionários algo realmente inovador. Mas, enfim, tive a ideia de como motivar aquele pessoal: propor-lhes o uso do pedômetro!

Eu já conhecia o aparelho, mas ainda não sabia o quanto já se tinha estudado sobre ele. E quanto mais eu levantava informações, mais literatura científica sobre pedômetros surgia. Então, não tive dúvidas: elaborei um programa inteiramente baseado no uso do pedômetro. Como? Bem...

Basicamente, criei uma grande gincana: os funcionários que mais acumulassem passos seriam premiados com pares de tênis, monitores de frequência cardíaca e outros mimos.

Quando apresentei minha ideia, o empresário ficou claramente desapontado. Vi a desconfiança em seu olhar, ainda mais porque se tratava de um projeto com custo mais alto que os convencionais, justamente por prever visita regular à empresa de uma equipe profissional treinada para monitorar o programa. Essa equipe visitaria a empresa semanalmente, para fazer a conferência dos passos acumulados pelos funcionários, conversar com eles e promover palestras, entre outras ações.

Confesso que, apesar de os estudos mostrarem que pedômetros funcionam, senti-me inseguro, pois não havia comprovação científica de resultados de programas com pedômetros em empresas.
Em outras palavras, meu programa era pioneiro, e poderia dar certo – como realmente deu –, mas também poderia não dar.

Enfim, o empresário aceitou o programa. Fizemos uma avaliação inicial de cada um dos participantes, que incluía entrevista, medição corporal, medida de pressão arterial, entre outros dados, e repetimos a mesma avaliação após três meses de programa.

Resultado? Sim, a maioria dos participantes apresentou redução de medidas, o que indica emagrecimento. Além disso, a pressão arterial também se reduziu, e muitos passaram a exercitar-se com boa regularidade. Minha participação nesse programa bem-sucedido terminou, mas a empresa o mantém até hoje.

Medir o nível de atividade física (NAF) desse grupo a partir do registro diário de passos tornou muito claro para mim quão benéfico é conhecer esse indicador para a manutenção de um programa de manutenção da forma física e da saúde. Essa experiência mostrou também que, mesmo quem pratica atividade física uma hora por dia, todos os dias, pode apresentar um nível de atividade física (NAF) apenas razoável se passar o restante do dia sentado.

Mudança de paradigma I

Durante décadas, predominou entre os especialistas a ideia de que o melhor tipo de atividade para manter o condicionamento físico e a saúde vascular era o exercício aeróbico regular. Sabia-se, então, que, para proporcionar benefícios, tal atividade deveria ter duração de 30 a 60 minutos e ser realizada de forma contínua, em um ritmo capaz de manter o batimento cardíaco na faixa entre 70% e 85% da frequência cardíaca máxima. Ou seja, por esses parâmetros, aquela corridinha que se dá para alcançar o ônibus, carregado de sacolas, e depois a caminhada de quatro a seis quarteirões para chegar em casa, não acrescentariam nenhum benefício à saúde.

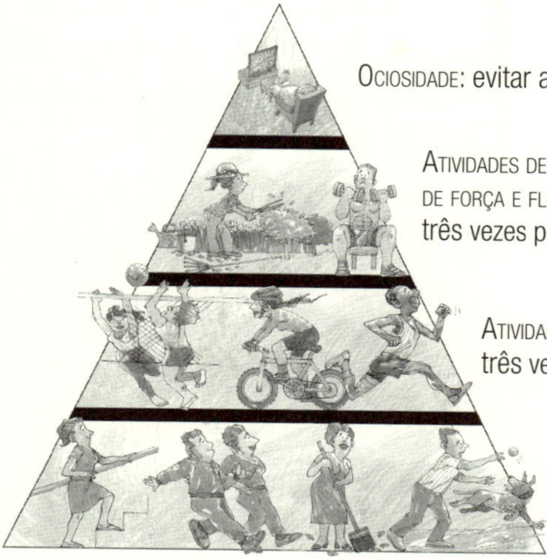
OCIOSIDADE: evitar ao máximo!
ATIVIDADES DE LAZER E EXERCÍCIOS DE FORÇA E FLEXIBILIDADE: duas a três vezes por semana.
ATIVIDADES AERÓBICAS: duas a três vezes por semana.
ATIVIDADES COTIDIANAS: quanto mais forem feitas, melhor!

NAF CUMULATIVO

A pirâmide da atividade física diária

Para facilitar a visualização do conceito que se convencionou denominar de Nível de Atividade Física (NAF), pesquisadores norte-americanos desenvolveram um esquema piramidal, semelhante ao da pirâmide alimentar, que indica o padrão ideal de atividade física diária.

É importante ressaltar que, para evitar o aumento de peso, a atividade física tem de ser feita diariamente.

O esquema em questão se divide da seguinte forma:

Base: atividades que devem ser realizadas com maior frequência, como andar a pé, brincar ou fazer trabalhos domésticos.

Meio: exercícios aeróbicos, como esteira, caminhada, bicicleta e esportes, e atividades como fortalecimento muscular e alongamento.

Topo: o que se deve evitar.

Fonte: Adaptado de Parker Nicollet Medical Foundation e CELAFISCS.

Mais recentemente, porém, um importante estudo realizado por pesquisadores irlandeses e norte-americanos revelou que pouco importa se você faz uma hora de caminhada vigorosa sem parar ou se anda uma hora ao longo de várias caminhadas curtas, não tão vigorosas, como fazem carteiros, garçons e outras pessoas que, apesar de não cumprirem um programa de exercícios formal, acabam se movimentando bastante no dia a dia. Para chegar a essa conclusão, os pesquisadores revisaram os estudos que comparavam os benefícios para a saúde do exercício físico contínuo *versus* o acumulado ao longo do dia, passível de ser medido em um indicador de nível de atividade física ou NAF.

A descoberta dos cientistas irlandeses e norte-americanos mudou não apenas o paradigma de que só vale a pena se exercitar se se puder fazê-lo de modo regular, como também mudou por completo a perspectiva de um grande universo de pessoas – daquelas que não têm tempo para a prática de atividade física neste mundo de correria em que vivemos. Agora, basta andar.

Paradigma anterior: só a atividade física praticada de maneira regular e por períodos de 30 a 60 minutos seguidos traz benefícios à saúde.

Paradigma atual: qualquer atividade física praticada ao longo do dia, desde que acumule um período considerável, traz benefícios à saúde.

A mudança do foco, da atividade física contínua para a acumulada, traz a boa notícia de que é possível ter saúde e controlar o peso mediante o acúmulo de um Nível de Atividade Física razoável. (Como a Dieta de Passos se baseia no Nível de Atividade Física acumulado ao longo de um dia inteiro, por simplicidade, daqui para a frente, passaremos a usar apenas NAF para nos referirmos a esse índice.)

Vale tudo!

Como os estudiosos não encontraram diferenças significativas entre os benefícios provenientes da prática de atividade física de maneira contínua e acumulada no que se refere a redução de porcentagem de gordura, elevação da capacidade cardiorespiratória (fôlego), aumento do bom colesterol (HDL) e diminuição da pressão arterial, presume-se que ambas as maneiras de se exercitar acrescentam benefícios à saúde.

Na prática, sabe o que isso significa? Que, para melhorar a saúde, vale tudo o que fizermos em termos de movimento. Quem se preocupa em dar uma ou duas voltas no quarteirão antes de ir pra casa, ou leva o cachorro para passear, ou brinca de pega-pega com o filho ou o sobrinho está cuidando da saúde e do peso, porque, em resumo, o que realmente importa é dar passos – isso aumenta seu NAF!

O NAF e o pedômetro

Tanto o NAF quanto o pedômetro são elementos cruciais à dieta de passos que apresento neste livro. O NAF, porque é a medida do nível de atividade física, que permite saber se estamos gastando mais ou menos calorias do que estamos ingerindo; e o pedômetro, porque é o instrumento que nos permite aferir o NAF. Logo, um precisa do outro, e a Dieta dos Passos precisa dos dois...

Como o pedômetro pode aumentar seu NAF

A maioria das pessoas não mede seu gasto calórico diário. Há fórmulas para estimar esse gasto, mas medi-lo, efetivamente, faz toda diferença quando buscamos por resultados. Se não sabemos, por exemplo, quanto tempo por dia ficamos ativos fisicamente, como controlar os deslizes alimentares para não engordar nem comprometer o processo de emagrecimento? Qual é nossa margem de erro? A sobremesa cremosa é preferível a uma porção extra de risoto? Mantendo seu NAF elevado, as chances de conseguir emagrecer são boas, mesmo que eventualmente faça escolhas erradas. Mas é preciso medi-lo com precisão.

Agora, o pedômetro entra em cena

Pedômetro é um aparelhinho que serve ao importante propósito de estimar com boa precisão o nível de atividade física, que equivale ao número diário de passos que são dados. Ao medi-los, você está, na verdade, obtendo o seu NAF.

Há fortes evidências de que usar o pedômetro e conhecer o NAF faz diferença na forma física do usuário. Uma meta-análise[1] a respeito do uso de pedômetro e da perda de peso feita por Caroline Richardson e equipe, das universidades dos estados de Michigan e Milwake, nos Estados Unidos, mostrou a redução de 0,05 kg (50 gramas) por semana entre usuários de pedômetro. Ao analisar nove estudos, que incluíam 307 participantes – dois terços de mulheres e um terço de homens –, e conferir os resultados, os pesquisadores chegaram à conclusão de que programas de caminhadas, associados ao uso do pedômetro, promovem perda de peso tanto maior quanto maior for a duração no tempo dessa rotina. Quanto maior o entusiasmo do usuário do pedômetro com a nova rotina, portanto, maior o resultado.

O pedômetro também pode ser um aliado na compensação de eventuais deslizes gastronômicos, pois o registro do número de passos permite obter uma boa estimativa do NAF e, consequentemente, do gasto calórico.

1 Meta-análise é o nome que se dá a uma mega revisão de estudos sobre um mesmo tema para avaliar pontos de convergência e disparidades e validar no presente seus enunciados e conclusões.

Emagrecimento = Gasto Calórico >(maior que) Ingestão Calórica. Sabendo disso, fica evidente a importância de se obter o NAF com boa precisão. Comeu mais do que devia? Então, aumente seu NAF, dando um número maior de passos nesse dia!

É claro que este não é o melhor caminho para manter a forma ou para perder peso, nem é o que estou propondo, mas o pedômetro é, de fato, uma ferramenta poderosa para ajudar no gerenciamento da equação do emagrecimento.

O resultado de um estudo comparativo da porcentagem de gordura corporal de carteiros e taxistas que pesquisadores de três universidades realizaram em João Pessoa (PB) corrobora o que afirmo: dar passos pode mudar sua forma física. Veja os dados que esses pesquisadores apuraram e constate que vale a pena aumentar seu NAF.

De um grupo de 53 carteiros e 52 taxistas, os carteiros apresentaram porcentagem de gordura corporal mais baixa (20,2%) em

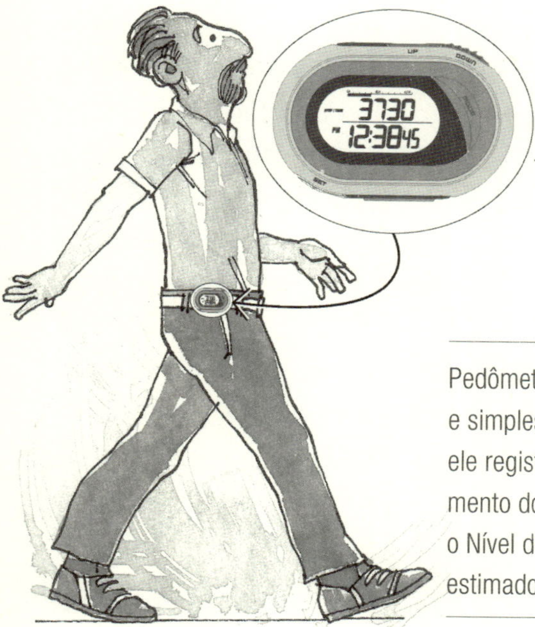

Pedômetro é um aparelho compacto e simples de usar. Preso à cintura, ele registra o passo a cada movimento do indivíduo, permitindo que o Nível de Atividade Física (NAF) seja estimado com bastante precisão.

relação aos taxistas, cuja porcentagem de gordura corporal (29,6%) caracterizava uma condição limítrofe de obesidade. A característica do trabalho dos taxistas, que os obriga a passar o dia inteiro sentado, determinante de um NAF baixo, explicaria o alto índice de sobrepeso registrado entre esses profissionais. Os carteiros, ao contrário, por desempenharem uma função que exige caminhadas longas, e diárias, levariam vantagem, na comparação, apresentando um peso saudável, como de fato aconteceu.

Ainda não está convencido? Então, continue lendo, pois vou lhe apresentar dados de outro estudo.

Setenta e quatro mulheres finlandesas em idade de pré-menopausa e com sobrepeso foram submetidas a uma dieta para emagrecimento de três semanas, seguida ou não de um regime de 40 semanas de caminhada diária. Elas foram divididas em três grupos: dois fizeram caminhadas após as três semanas da dieta, enquanto um terceiro grupo ficou fora dessa atividade. Durante o período da dieta, as participantes experimentaram, em média, a redução de peso de 13 quilos, mas as mulheres submetidas ao programa de caminhada diária se saíram melhor ao final do estudo, porque o NAF elevado contribuiu para que recuperassem menos peso, em comparação com as mulheres que só tinham feito dieta – em média, as que fizeram o programa de caminhada recuperaram menos que 3,5 quilos.

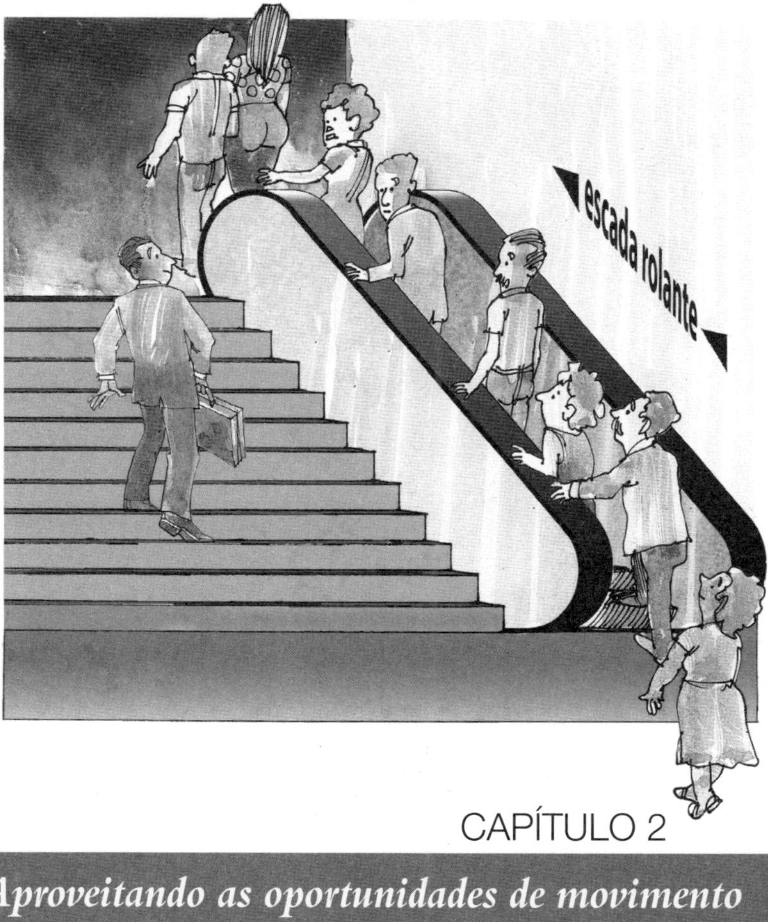

CAPÍTULO 2

Aproveitando as oportunidades de movimento

Sempre que possível, prefiro usar metrô e ônibus para me locomover e cumprir meus compromissos profissionais, o que acontece com frequência em minha rotina. Entretanto, em estações de metrô, o que mais se vê são escadas rolantes abarrotadas, enquanto um ou outro usuário vai pela escada comum. Não é à toa que a população mundial vem engordando. Quando podem, as pessoas escolhem poupar-se do esforço físico de subir escadas. Quem usa metrô, ao menos anda do vagão do trem à saída da estação, e dali até o destino... Mas, e quem usa o carro?

Estamos o tempo todo perdendo oportunidade de nos movimentarmos.

Você já se deu conta de que procuramos sempre estacionar o carro na vaga mais próxima possível de nosso destino, ou, quando de ônibus, queremos descer no ponto mais perto de onde vamos? E enquanto a maioria chama isso de "opção pela facilidade", eu chamo de "oportunidades de movimento desperdiçadas", que consiste em empregar a lei do mínimo esforço quando poderíamos aproveitar uma oportunidade para fazermos um esforço um pouco maior.

Optar pela lei do mínimo esforço traz consequências negativas para a saúde, ao facilitar o processo de ganho de peso.

Meu objetivo com este livro é desafiá-lo justamente a fazer um esforço consciente para não se entregar à lei do mínimo esforço na próxima oportunidade de movimento que surgir e, em vez disso, aproveitá-la.

Quais são essas oportunidades? Vejamos as principais: deixar o carro em casa, usar as escadas do metrô, eliminar do dia a dia a parafernália tecnológica criada para "facilitar a vida", principalmente os controles remotos.

Use a tecnologia com inteligência. Por exemplo, ao atender uma ligação no celular, levante, ande, adote uma postura fisicamente ativa – será bom para você e para as pessoas ao redor, que não serão obrigadas a ouvir sua conversa.

Economizar esforço é um hábito; ao romper com ele, há grandes chances de que você tome gosto por "fazer esforço" e, então, verá que há muito mais oportunidades de movimento do que imagina. Tomar água, por exemplo, poderá se tornar um bom exercício, se, no escritório, em vez de procurar o bebedouro mais próximo, você for até o mais distante. Durante o trabalho, crie oportunidades novas de movimento: levante-se, estique-se, ande um pouco, converse com um ou outro colega, tome café no corredor. Faça isso, ao menos, a cada duas horas durante o expediente. Sua coluna agradecerá e seu NAF aumentará.

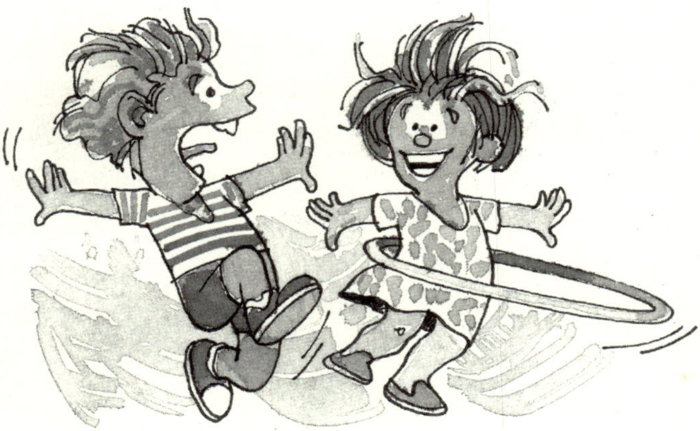

As crianças, em geral, têm hábitos que deveríamos imitar, pois elas não param, vivem se mexendo... Faça como elas: mexa-se!

A cada "mexida" que damos no corpo, diversos músculos entram em ação, e isso gasta energia, o que é bom para queimar calorias e aumentar a eficiência do metabolismo.

Além da questão estética do corpo esbelto, tão valorizada hoje, várias estatísticas comprovam que se manter fisicamente ativo pode prolongar a vida em alguns anos. Um estudo clássico de 1981, realizado com 10.224 homens e 3.120 mulheres que foram submetidos a um teste de esforço em esteira rolante, deixou clara a importância da aptidão física na redução da mortalidade causada por doenças cardiovasculares. Os altos níveis de condicionamento físico pareceram adiar todas as causas de mortalidade ao diminuirem a incidência de doenças cardiovasculares e, até mesmo, de câncer. Mas a melhor notícia, na minha opinião, é a de que o risco de mortalidade por problemas cardiovasculares se reduz diante de um pequeno aumento do NAF.

O que você faria com 13 quilos a menos?

Quando citamos a meta-análise, no capítulo anterior, vimos que é possível reduzir a gordura corporal em 0,05 quilo (50 gramas) por semana a partir de um programa de passos. Parece pouco? De fato, é. Mas projete esse valor para um período de cinco anos (260 semanas) e veja o que acontece: 0,05 quilo × 260 semanas = 13 quilos.

De acordo com o estudo a que estamos nos reportando, um programa de passos sustentado ao longo de um período de cinco anos leva à perda de 13 quilos de gordura corporal – um resultado bem interessante para a maioria das pessoas com sobrepeso, você não acha?

Cinco anos pode parecer muito tempo, mas a gordura em excesso demanda um esforço extra para ser eliminada. Lembra-se de que na Introdução deste livro dissemos que ainda possuímos o DNA do homem das cavernas? Pois bem, nossa programação inicial inclui armazenar gordura – esse mecanismo de sobrevivência muito útil na idade da pedra, quando a próxima refeição era algo incerto, se mantém até hoje.

A queima de gordura é um processo incrivelmente eficiente, que libera muita energia por grama armazenada. Para se ter ideia dessa eficiência, basta dizer que 100 gramas de gordura queimadas produzem 700 calorias – quantidade suficiente para um homem de 80 quilos caminhar por mais de duas horas! Era justamente a eficácia desse processo que permitia ao homem primitivo manter-se vivo por semanas, tomando apenas água, até que tivesse sucesso na busca por alimento.

Atualmente, pouquíssimas pessoas no mundo movimentam-se a ponto de queimar mais energia que a quantidade de calorias que ingerem diariamente. A diferença entre estas e as que fazem o contrário aparece nas indesejadas gordurinhas acumuladas, para dizer o mínimo.

Por exemplo, uma mulher de 60 quilos que faça caminhadas diárias de duas horas gastará cerca de 400 calorias nessa atividade, e se andar por uma hora, gastará a metade: 200 calorias. Em contrapartida, se comer uma única fatia de pizza de muzzarella tradicional, estará ingerindo 328 calorias.

Por que é tão fácil ingerir calorias?

Para responder a essa questão, vamos nos lembrar, primeiro, de que a preferência alimentar, hoje, recai sobre alimentos processados industrialmente e que estes, em geral, são bem mais calóricos do que alimentos *in natura*. Agora, vamos comparar o tempo de ingestão das calorias de dois alimentos bem simples: pastel de feira e cenoura. Enquanto um pastel de feira tem aproximadamente 160 calorias, uma cenoura tem cerca de 25, ou seja, um pastel contém seis vezes mais calorias do que uma cenoura; no entanto, comemos um pastel muito mais rapidamente do que comemos uma cenoura! Agora, vamos comparar o processo de ingestão da mesma cenoura, de cerca de 25 calorias, ao de outro alimento bem mais calórico: um pacote de batata frita crocante, que tem mais ou menos 400 calorias (16 vezes mais calorias que a cenoura) e uma característica típica de certos alimentos industrializados, que é estimular o consumo. Pois bem, durante o tempo em que se come uma cenoura inteirinha, mastigando-a bem, come-se também a metade ou mais do pacote de batata frita... Agora, me diga com sinceridade: se tivesse de escolher entre comer um pastel na feira ou degustar uma cenoura, o que você faria?

Entendeu porque é tão fácil ingerir calorias? Hoje, diferentemente do que acontecia no tempo das cavernas, as calorias nos são apresentadas de formas muito mais, digamos, apetitosas. Há que se fazer não só um esforço consciente para resistir a isso, mas há, também, que se aumentar o gasto calórico para poder cair em tentação de vez em quando.

O registro diário dos passos é uma excelente forma de avaliar seu NAF, e tendo uma noção mais apurada do seu NAF, você saberá se precisa modificar sua alimentação, aumentar o seu NAF ou fazer as duas coisas. E começará a entender por que, em qualquer idade, é muito mais difícil queimar gordurinhas do que acumulá-las.

Controle seus passos diários. Conte-os com o pedômetro e registre os resultados num caderno ou numa planilha, no computador. A quantidade diária de passos será um grande aliado em seu programa rumo ao emagrecimento.

Os passos, o NAF e a saúde geral

Quando começam a usar o pedômetro, as pessoas se surpreendem; em geral, dão muito menos passos diários do que imaginam. Então, querem saber quantos passos diários são necessários para sair do sedentarismo. E, mais que isso, querem ter noção de quantos passos diários têm que dar para emagrecer.

Estudos mostram que, para garantir boa saúde geral – bom condicionamento físico, com redução da pressão arterial –, são necessários 10 mil passos diários. Mas se o objetivo for emagrecer, então é preciso dar 13 mil ou mais, diariamente. Entretanto, considere que dar mais de 5 mil passos diários e sair do sedentarismo é seu objetivo mais importante, caso o pedômetro esteja acusando um NAF inferior.

Acompanhe no gráfico a seguir a relação entre a quantidade de passos e a sua qualidade de vida:

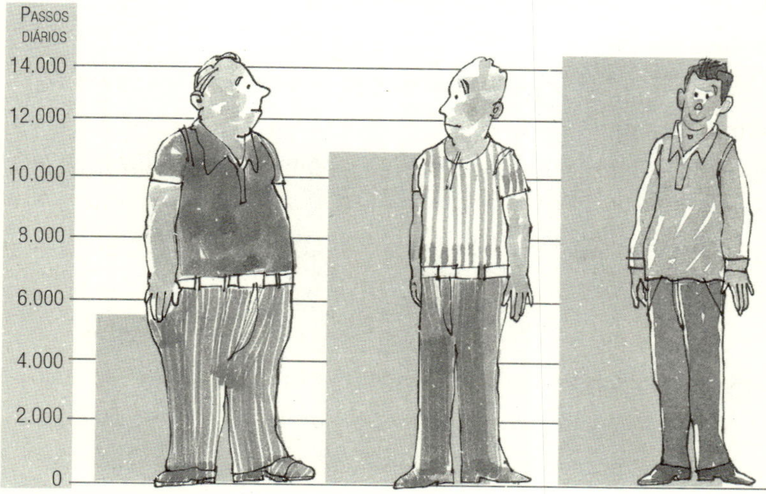

Os passos e a qualidade de vida

NAF	QUALIDADE DE VIDA
até 5 mil passos	Sedentária
de 5 mil a 10 mil passos	Ativa
de 10 mil a 13 mil passos ou mais	Emagrecimento

É preciso ir além dos 5 mil passos diários, mas pouca gente faz isso – boa parte da população mundial apresenta um NAF inferior a essa quantidade de passos. São poucos os que acumulam um NAF elevado, atingindo marcas acima de 10 mil passos. Não é fácil obter essa marca diária, sei disso, principalmente quando se inicia a Dieta dos Passos, com toda a tecnologia facilitando nossa vida e passando horas a fio trabalhando sentado.

Recentemente, uma amiga jornalista demonstrou interesse em utilizar o pedômetro. Estava curiosa para saber se seu NAF estava num patamar adequado, e achava que sim, pois, apesar de passar o dia na frente do computador, escrevendo, ela faz caminhadas diárias de uma hora.

Após os primeiros dias de uso do pedômetro, essa amiga constatou que, ao fim de cada dia, o aparelhinho marcava de 5 a 6 mil passos, em média. Então, contei-lhe que um NAF adequado girava em torno de 10 mil passos diários, e ela ficou chocada. "Nunca vou conseguir", me disse. Alguns dias depois, eufórica, ela contou-me que começar a usar o pedômetro foi o bastante para se sentir desafiada a aumentar seu NAF. Eu quis saber o que estava fazendo nesse sentido, e ela respondeu: "Aproveitando toda e qualquer oportunidade para dar mais passos: indo a pé para o escritório, que é perto, andando até um restaurante mais distante para almoçar, evitando escadas rolantes em shoppings ou estações de metrô...". Atualmente, ela tem mantido um NAF diário de 8 mil passos, e a meta de chegar aos 10 mil já não lhe parece tão impossível assim, admitiu.

Rotina desafiante

Há diversos tipos de pedômetro disponíveis no mercado: de bolso, para prender na cintura, acoplados a relógios de pulso e até como função de alguns modelos de telefone celular. Os mais sofisticados calculam a distância percorrida em milhas e em quilômetros e também o gasto calórico – tais cálculos requerem que o usuário registre no aparelho seu peso atual e faça um teste para calibrar sua passada. Sim, o cálculo da distância percorrida e do gasto calórico dependem do tamanho da sua passada, mas não recomendo que se baseie neles para calcular seu NAF – considere apenas os passos acumulados.

O tamanho da passada de cada um pode variar conforme o terreno (grama, terra, pedrinhas, asfalto); a altimetria (subidas e descidas) e a velocidade da caminhada ou corrida. Quanto mais velocidade desenvolvemos, mais tendemos a aumentar o tamanho da passada e vice-versa. E características individuais também interferem, pois há pessoas com passadas mais largas que outras.

É muito importante usar o aparelho e registrar os passos, mas adianto que adotar esse hábito requer persistência. Você terá de incorporar o pedômetro à sua rotina de acordar e se vestir, quando irá prender o aparelho na cintura, e de ir se deitar, quando o aparelho deverá ser retirado e o total de passos registrado deverá ser anotado em um caderno ou planilha eletrônica.

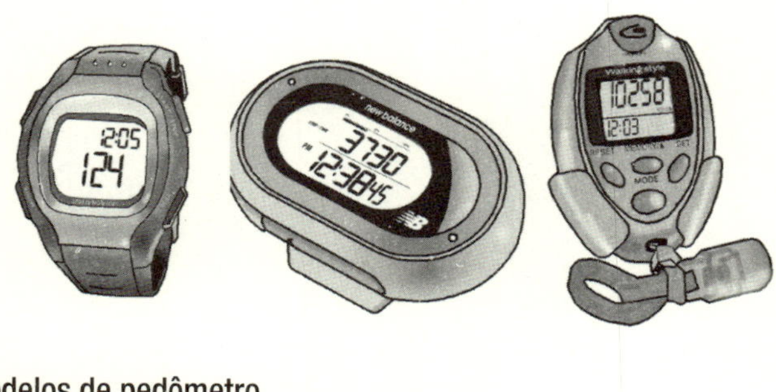

Modelos de pedômetro.
Há uma grande variedade de pedômetros no mercado. Os mais comuns são o tipo relógio, o de prender na cintura e o de bolso.

Como já passei por essa experiência e também pude observar o que aconteceu com dezenas de pessoas que estiveram sob a minha supervisão em um programa de passos, sei que a fase inicial pode ser um pouco complicada, mas nada que não se tire de letra se houver empenho.

A seguir, algumas das dificuldades apresentadas pela maioria dos iniciantes:

- esquecer-se de colocar o pedômetro de manhã e só se lembrar de que o deixou em casa quando está na rua;
- esquecer-se de zerar o aparelho ao colocá-lo (muita gente se esquece de fazer isso);
- esquecer-se de registrar os passos ao deitar, depois de usar o aparelho durante o dia inteiro;
- quebrar o pedômetro ou perdê-lo;
- tomar chuva e deixar molhar o pedômetro, o que pode danificá-lo.

Há também situações em que a pessoa ainda não conseguiu incorporar completamente o hábito de registrar os passos diários, mas está buscando se adaptar ao novo processo. Então, se sai de casa sem o pedômetro, acaba voltando para buscá-lo em seguida ou na hora do almoço ou passa o dia inteiro irritada por ter esquecido o aparelho em casa.

Passei por diversas dessas situações quando iniciei o programa: esqueci o pedômetro em casa várias vezes; deixei de zerar o registro de passos acumulados ao começar a contagem do novo dia; tomei chuva, o que me obrigou a comprar outro aparelho; e cheguei até a esquecer um pedômetro de bolso em uma bermuda e ele acabou na máquina de lavar roupas.

Incorporar o uso do pedômetro à rotina faz parte de um processo que leva tempo e requer compromisso, que é um aspecto fundamental ao sucesso da Dieta dos Passos.

O NAF e o semáforo de calorias

O registro dos passos lhe permitirá conhecer seu NAF, que funcionará como um semáforo de calorias gastas:

● **MENOS DE 5 MIL PASSOS**	→	**SINAL VERMELHO:** reveja sua dieta.
◐ **5 MIL A 10 MIL PASSOS**	→	**SINAL AMARELO:** mantenha sua dieta sob controle.
○ **MAIS DE 10 MIL PASSOS**	→	**SINAL VERDE:** você está liberado para consumir algumas delícias hipercalóricas de vez em quando.

Segundo depoimentos de participantes da Dieta dos Passos, o melhor de tudo é o desafio de tentar superar o NAF do dia anterior.

Conhecer o próprio placar de passos leva a maioria das pessoas a tentar melhorar seu desempenho no dia a dia, aproveitando mais oportunidades de movimento para aumentar o NAF. Mas o prazer que essa etapa gratificante proporciona é desfrutado apenas por quem se compromete a dar passos e encara o programa de frente, com persistência.

Como testar a precisão de um pedômetro

O Colégio Americano de Medicina Esportiva recomenda que ao comprar um pedômetro se realize um teste de 20 passos para verificar a precisão do aparelho. Para fazer o teste, siga as orientações do fabricante sobre o uso do pedômetro em questão e:

- zere o número de passos do aparelho,
- dê 20 passos em seu ritmo habitual de caminhar e
- verifique se o aparelho registra entre 18 e 22 passos.

Se isso acontecer, é muito provável que o aparelho seja confiável, mas, por precaução, repita o procedimento. Se o resultado for o mesmo, ou seja, se você der 20 passos e o pedômetro registrar entre 18 e 22, pode comprar. Do contrário, descarte-o e teste outra marca ou modelo.

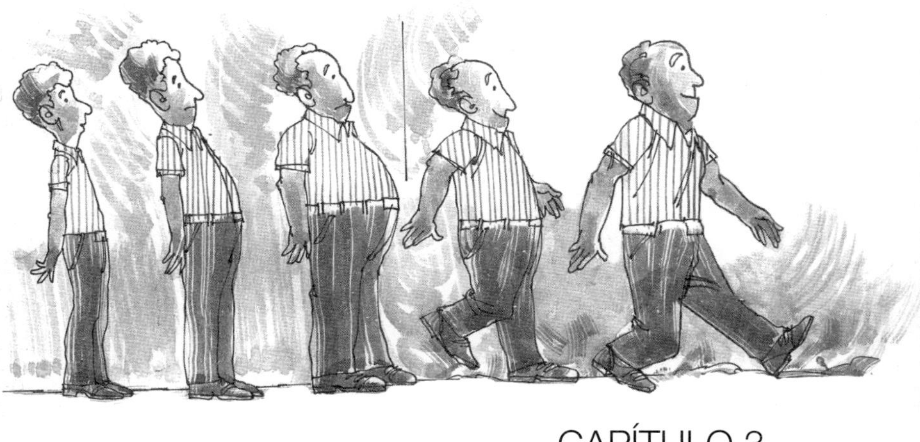

CAPÍTULO 3

Uma atitude simples e revolucionária

A Dieta dos Passos que proponho, baseada na utilização do pedômetro e no registro diário de passos, visa a perda de peso. É uma atitude simples e revolucionária para emagrecer e manter a saúde, acessível a todos, e que funciona com a precisão de um método científico e com a flexibilidade necessária às disposições humanas.

Quando me refiro à Dieta dos Passos, falo por experiência própria, pois já estive alguns quilos acima do peso, perdi esse sobrepeso e tive de me esforçar para manter o que perdi.

Lembro-me bem de uma vez em que estava de férias num hotel fazenda e percebi que minha cintura ganhara uma forma avantajada. Levei um susto! Como pode um professor de Educação Física chegar a essa condição?

Repassando um pouco o que fizera durante o último ano, constatei que havia mantido meus hábitos alimentares, mas me movimentara menos, e o resultado disso era aquele acúmulo de gorduras indesejadas em meu corpo. Decidi mudar aquele quadro aumentando meu NAF, e logo comecei a ver o resultado. Aliás, isso aconteceu mais rápido do que eu esperava, e foi a primeira vez que constatei que a equação do emagrecimento é realmente matemática: basta gastar mais calorias do que se consome.

Baseado em minha experiência profissional, orientando milhares de pessoas ao longo de mais de quinze anos como preparador físico, posso afirmar que quase todo mundo engorda ao longo da vida. São pouquíssimas as pessoas que permanecem magras após dez ou quinze anos de vida adulta.

Então, você me pergunta: "Mas, por que as pessoas engordam?". E eu respondo, mesmo sabendo que serei repetitivo, que é porque seu NAF tem mudado para pior. Com recursos tecnológicos nos poupando cada vez mais de realizar esforço físico, acabamos diminuindo radicalmente nosso NAF. Mesmo um indivíduo disciplinado, que corra uma hora todos os dias, terá um NAF apenas médio se passar as demais horas do dia sentado na frente do computador.

Devagar e sempre

Muita gente passa a vida contando calorias, mas o que faz engordar não é o "número absoluto de calorias" que se consome, o que é uma ideia básica, mas o "excesso de calorias que se ingere".

Não importa o ***número absoluto de calorias*** que se consome, mas o ***excesso de calorias*** que se ingere.

Por exemplo, uma pessoa que acumule 218 calorias extras por dia terá ganhado, após cinco anos, mais de vinte quilos de gordura no corpo!

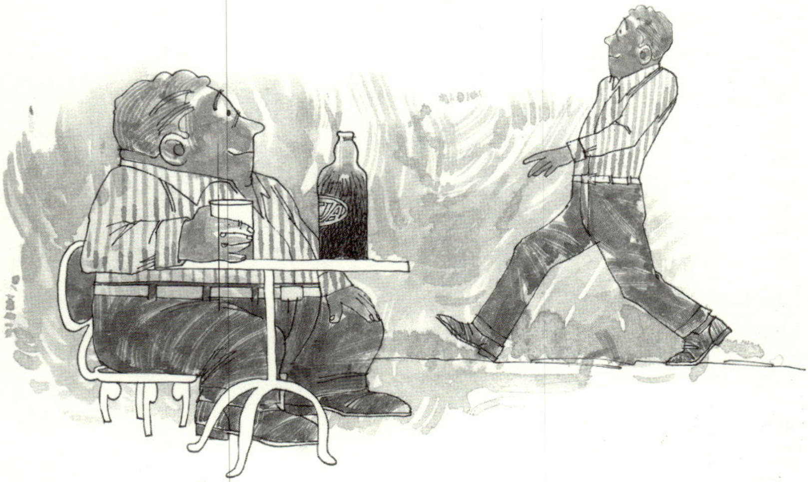

Você sabia que dois copos de 250 ml de cerveja por dia são suficientes para se ganhar vinte quilos de gordura corporal em cinco anos? Pois é, esse prazer que muita gente se dá tem 220 calorias!

Mas a boa notícia é que o inverso também é verdadeiro, isto é, uma queima extra de 218 calorias diárias levará, em cinco anos, à perda de mais de vinte quilos.

Deixemos bem claro a que estou me referindo quando digo "calorias extras diárias" e "queima extra diária": calorias extras são aquelas que você ingere e que excedem seu gasto energético diário, e queima extra diária é o total de calorias despendido em esforço físico que ultrapassa o total de calorias ingeridas. Na verdade, a questão é muito simples: quem consome 1.800 calorias diárias e gasta 1.582, acumula 218 calorias "extras" diariamente, e quem consome as mesmas 1.800 calorias calorias, mas gasta 2.018, acumula uma queima extra de 218 calorias diariamente.

Em termos práticos, a queima de 218 calorias diárias se obtém dando 3.070 passos extras, ou seja, além dos 10 mil que constituem o NAF normal. Então, se o prazo de cinco anos lhe parecer muito longo, aumente a quantidade de passos extras em 50%: em vez de dar 3.070 passos extras, dê 4.605 (que fique claro que esses passos são além dos 10 mil do NAF normal).

Ao aumentar a quantidade de passos extras diários, o gasto calórico acima da ingestão diária passa a ser de 327 calorias. Então, sabe o que acontece? O tempo para se acumular uma perda de vinte quilos cai pela metade: se com a queima extra diária de 218 calorias esse tempo era de cinco anos, com a queima extra de 327, será de dois anos e meio! Naturalmente, os resultados podem variar de pessoa para pessoa, dependendo do NAF e da ingestão calórica diária de cada um.

Muita gente tem dúvidas a respeito de quantas calorias extras são necessárias para se engordar um quilo, e agora é uma boa oportunidade de esclarecer isso.

Vamos lá: um quilo de gordura corporal corresponde a 7 mil calorias extras (calorias ingeridas e não queimadas). Então, se todos os dias, após o almoço, você comer um bombom, que tem 70 calorias, e não fizer a compensação, isto é, não aumentar seu NAF para se livrar dessas 70 calorias diárias, em cem dias (pouco mais de três meses) terá engordado um quilo.

7.000 calorias extras = 1 kg de gordura corporal

100 dias x 70 calorias = 7.000 calorias

Você pode pensar: "Mas eu não como um por dia". Tudo bem, então veja a seguir outros exemplos de como é muito fácil ingerir calorias extras. Mas, veja também, na mesma tabela, quantidade de passos correspondente para queimar essas calorias. É evidente que ingerir calorias extras é muito mais fácil do que queimá-las, mas isso é decisão sua.

Alimento	Valor calórico	Caminhada	Passos*
1 fatia de pizza de mussarela	328	1 hora e meia	**9.000**
1 pastel de carne	200	54 minutos	**5.500**
1 bombom	70	20 minutos	**1.920**
1 maçã	64	18 minutos	**1.753**
1 cenoura	40	11 minutos	**1.080**

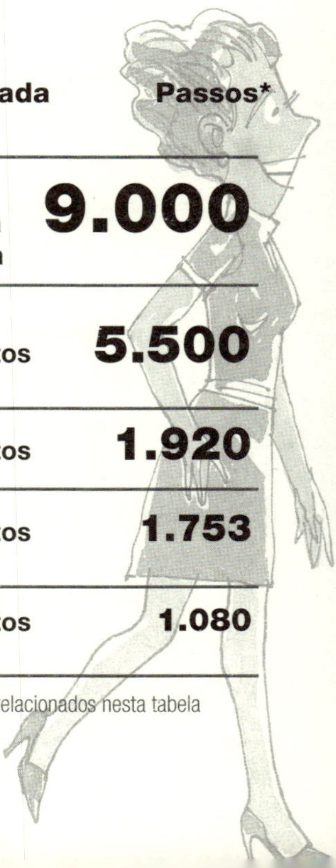

* As quantidades de passos necessários para "queimar" os alimentos relacionados nesta tabela foram calculadas com base em um indivíduo de 90 quilos.

Além de mostrar o valor calórico de alguns alimentos e o esforço necessário para queimar tais calorias, a tabela mostra, também, como alguns alimentos que nos são bem triviais podem ser incrivelmente calóricos!

Comendo como se come hoje em dia, quem quiser emagrecer sem controlar calorias terá de se mexer *muuuito*. Olhando mais uma vez a tabela anterior, não parece absurdo que alguém coma dois pedaços de pizza de mussarela, mas é muito pouco provável que se disponha a caminhar durante três horas para queimar as calorias provenientes desse prazer.

Encarando essa realidade, proponho às pessoas que querem perder peso sem extremos de sacrifício (mesmo porque, se o sacrifício for grande demais, o programa de emagrecimento será abandonado antes que os resultados se apresentem) que combinem os dois elementos da equação do emagrecimento – NAF e ingestão calórica – e adotem o caminho do meio, que se traduz em moderar a ingestão de calorias e elevar o NAF.

Veja bem: a Dieta dos Passos propõe que se dê passos e se entenda a lógica que existe entre quantidade diária de passos (seu NAF), consumo energético e ingestão calórica. Entretanto, ao estudar esses elementos, fica evidente que, quando se quer perder peso, é necessário lidar não apenas com o dispêndio energético (dar passos), mas também com a ingestão calórica. Na verdade, um dos maiores pontos positivos desse programa é a conscientização do processo, pois, à partir do momento em que assimila a equação do emagrecimento e tem à disposição um mecanismo eficaz para controlar seu NAF, você passa a prestar muito mais atenção àquilo que come para manter a equação favorável aos seus objetivos. Então, retomando o início do parágrafo, a Dieta dos Passos não inclui dieta alimentar, mas propõe que você elabore seu próprio cardápio a partir de seus objetivos de perda ou de manutenção de peso, tendo em vista o seu NAF atual, que lhe dá uma estimativa de gasto calórico.

O ideal é que você invista também em um acompanhamento nutricional, a fim de que sua ingestão calórica seja calculada de forma o mais precisa possível. Lembre-se de que um cardápio bem elaborado contempla diversos aspectos da boa saúde.

Para orientá-lo nesse sentido, vejamos a seguir uma tabela que pode servir de parâmetro para você montar a sua tabela personalizada, planejando sua dieta alimentar e determinando sua meta diária de passos. Sei que um ou outro leitor pode estar decepcionado, pois esperava encontrar uma fórmula matemática – talvez, mágica! – que revelasse algumas coisas importantes, como qual seria o consumo calórico e a quantidade de passos necessários para perder *x* quilos em *y* meses. Infelizmente, não poderei fornecer essa fórmula, pois a precisão dos cálculos depende de uma grande variedade de fatores, impossíveis de serem mensurados de maneira generalizada.

A tabela da página 50 mostra dois cenários:

Cenário 1 ou ideal: aquele em que a pessoa tem um NAF diário elevado (10 mil passos) e ingestão calórica inferior ao gasto calórico.

No *cenário 1* ocorre um *déficit* calórico, pois um indivíduo com esse NAF precisaria consumir mais calorias para que houvesse um equilíbrio. Mas como não há equilíbrio, o organismo faz o quê? Queima gordura para obter energia! Então, nessa tabela, você pode visualizar melhor em que situação e em que proporção o organismo queima gordura. Note que, se consumir um pouco menos calorias do que as requeridas pelo seu NAF (entre 6% e 7%), você poderá perder cerca de 39 gramas de gordura por dia, o que representará algo em torno de um quilo em um mês e de 14 quilos em um ano.

Cenário 2 ou comum: aquele em que a pessoa tem um NAF diário baixo (igual ou inferior a 5 mil passos) e ingestão calórica superior ao gasto calórico.

No *cenário 2* ocorre um *superávit* calórico, pois um indivíduo com esse NAF precisaria consumir menos calorias para que houvesse um equilíbrio. Então, se há calorias sobrando, o organismo faz o quê? Acumula! Note que uma pequena sobra de calorias leva ao armazenamento de 13 gramas de gordura por dia, o que representará um aumento de peso de quase 500 gramas em um mês e de cerca de 5,7 quilos em um ano.

Em ambos os cenários, os cálculos de gasto calórico em repouso e do NAF se baseiam em um homem de 90 quilos.

O *cenário 2* é comum à maioria das pessoas. E como nele o acúmulo de gordura diário é pequeno, muita gente não percebe que está engordando, até que seja tarde demais. Pouquíssimas pessoas realmente se preocupam em contar calorias, e o NAF da maioria delas, em geral, é muito baixo.

A vantagem de atingir e manter um NAF diário de 10 mil passos é que a restrição calórica não precisa ser tão severa, se comparada com dietas mais rígidas, que restringem a ingestão à média de 1.200 a 1.500 calorias.

Personalize sua tabela

Agora, vamos a um passo a passo do que interessa a você, que é a adaptação da tabela à sua situação, para poder planejar uma perda maior:

	CENÁRIO 1 (perda de peso)		CENÁRIO 2 (ganho de peso)		PERSONALIZE SUA TABELA	
1	NAF diário (passos):	10 mil	NAF diário (passos):	4 mil	NAF diário:	
2	Gasto calórico em repouso:*	2.005	Gasto calórico em repouso:*	2.005	Gasto calórico em repouso:*	2.005
3	Gasto calórico com o NAF:*	370	Gasto calórico com o NAF:*	148	Gasto calórico com o NAF:*	
4	Gasto calórico total:	2.375	Gasto calórico total:	2.153	Gasto calórico total:	
5	Ingestão diária de calorias:	2.100	Ingestão diária de calorias:	2.254	Ingestão diária de calorias:	
6	Déficit calórico:	-275	Superávit calórico:	+101	Déficit/superávit calórico :	
7	Gordura queimada por dia:	39 g	Gordura armazenada por dia :	14,4 g	Gordura queimada/ armazenada por dia:	
8	Gordura queimada em 30 dias:	1,170kg	Gordura armazenada em 30 dias :	432 g	Gordura queimada ou armazenada em 30 dias:	
9	Gordura queimada em 1 ano:	14 kg	Gordura armazenada em 1 ano:	5 kg	Gordura queimada ou armazenada em 1 ano:	

* Os cálculos de gasto calórico em repouso e de NAF tiveram como base um homem de 90 quilos.

- Lance seu *NAF diário* (número de passos acumulados em um dia) na *linha 1*
- Mantenha o mesmo valor de *gasto calórico em repouso* apresentado na *linha 2*
- *Lance o seu gasto calórico com o NAF na linha 3.* Para encontrá-lo, localize a seguir o peso que mais se aproxima do seu e siga as orientações:

  - 60kg: Gasto calórico com o NAF = NAF diário dividido por 47
  - 70kg: Gasto calórico com o NAF = NAF diário dividido por 34
  - 80kg: Gasto calórico com o NAF = NAF diário dividido por 30
  - 90kg: Gasto calórico com o NAF = NAF diário dividido por 27
  - 100kg: Gasto calórico com o NAF = NAF diário dividido por 24

  (Importante: indivíduos mais leves gastam menos calorias para se locomover, e vice-versa.)

- Some as *linhas 2 e 3* e lance na *linha 4* seu *gasto calórico total*
- Lance o total de calorias da sua dieta na *linha 5*
- Subtraia os valores das linhas 4 e 5 para saber o valor do seu déficit ou superávit calórico e lance na *linha 6*
- Divida o total encontrado por 7 para saber quantos gramas você está perdendo ou acumulando por dia, e lance o resultado na *linha 7*. (7 calorias correspondem a 1 grama de gordura eliminada)
- Multiplique o valor da linha 7 por 30, para saber quanto está emagrecendo ou engordando em um mês, e lance o resultado na *linha 8*.
- Multiplique o valor da linha 8 por 12, para saber quanto você está emagrecendo ou engordando em um ano, e lance o resultado na *linha 9*
- Pronto! Agora, avalie a situação e planeje seus passos e seu cardápio.

É importante destacar aqui que a determinação do NAF ideal para cada pessoa, bem como a quantidade específica de calorias a serem ingeridas dependem de um grande número de variáveis, impossíveis de serem equacionadas de maneira genérica. Desse modo, quem quiser traçar um programa preciso para o seu caso, o ideal é consultar-se com um especialista. Um endocrinologista ou um nutricionista com certeza dispõem de recursos para avaliar todas as variáveis e traçar um programa alimentar e de passos sob medida para você.

Muita calma nessa hora

A maioria das pessoas quer iniciar um programa de emagrecimento e obter resultados em tempo recorde, mas isso é impossível, e se alguma dieta "milagrosa" fizer essa promessa, não se aventure, pois sua saúde estará em perigo. Emagrecer, como já devo ter dito, não é apenas questão de estética, mas, principalmente, de saúde.

Lembre-se sempre de que seus quilinhos extras não "brotaram" em você da noite para o dia, nem em uma semana ou em um mês... Eles vêm se acumulando, grama por grama, e, um belo dia, você se dá conta de que eles existem e quer simplesmente eliminá-los, mas não é assim que funciona. Você precisará de um tempo, no mínimo, igual, para se ver livre das gordurinhas indesejadas. Conhece o ditado "devagar e sempre"? Pois é por aí...

Bem, se você quer perder peso e está interessado em minha sugestão – e eu gostaria que estivesse! – de combinar o controle de calorias ao aumento do NAF, nossa conversa desse ponto em diante ficará mais séria. Vou ensinar como você pode monitorar seu NAF com o pedômetro e adquirir uma noção mais precisa sobre o quanto se movimenta, e, capítulos adiante, apresentarei noções importantes de alimentação, que o ajudarão a cuidar desse aspecto da sua vida.

Apesar de o emagrecimento ser um processo matemático e preciso – para aumentar a queima de gordura em 50% basta aumentar o gasto energético também em 50%, mantendo-se inalterada a ingestão calórica, ou seja, sem mexer na dieta –, há uma varíavel importante: quanto mais pesado o indivíduo for, mais calorias gastará ao dar passos.

Bem, isso, certamente, não agrada a todos, mas é o que acontece: uma pessoa miúda e com sobrepeso menor terá de dar mais passos para queimar a mesma quantidade de gordura que uma pessoa de estrutura física maior e com mais sobrepeso.

Se as pessoas se dessem conta de que subir escadas é um santo remédio para se livrar da gordura indesejada, veríamos muito mais gente subindo a pé do que pelas escadas rolantes nas estações de metrô.

Estudos científicos demonstram que resultados de perda de peso mais duradouros associam-se a ingestão calórica moderada e nível de atividade física diário igualmente moderado. Dietas com restrição calórica muito elevada – aquelas em que a pessoa ingere cerca de 500 calorias a menos do que necessitaria para as atividades que realiza – podem levar a uma perda de peso rápida, mas a recuperação do peso perdido pode ser mais rápida ainda. Isso acontece por causa da privação alimentar severa, que leva à diminuição, também drástica, da taxa metabólica basal!

Metabolismo basal, ou taxa metabólica basal, é a quantidade mínima de calorias de que o organismo necessita para se manter funcionando quando em repouso, ou seja, é o mínimo necessário para que o coração se mantenha batendo; rins, fígado e outros órgãos desempenhando suas funções; e assim por diante, desde que não estejamos nos movimentando. Trocando em miúdos, quando se fala que a taxa metabólica basal sofre uma redução com dietas de redução calórica muito elevada, o que se quer dizer é que o organismo passa a gastar menos calorias para se manter vivo.

Bem, você deve estar se perguntando qual a lógica disso, e a resposta é muito simples: quando reduzimos de maneira drástica a ingestão de calorias, o organismo entende isso como escassez e passa a funcionar, digamos, em modo econômico. Aliás, esse recurso orgânico também é herança de nossos ancestrais, cujo organismo, adaptado para atravessar períodos de privação que poderiam durar até duas semanas, funcionava com menos calorias – o corpo economizava energia para sobreviver o maior tempo possível, até que a caça ou outro alimento fosse encontrado.

Enfim, a oscilação da taxa metabólica basal de acordo com a quantidade de calorias ingerida é um mecanismo de sobrevivência selecionado pela evolução, que se mantém até hoje. Basta reduzirmos as calorias ingeridas, que o corpo começa a se defender, diminuindo a taxa metabólica basal. Por isso, pesquisadores alertam que, quando se trata de emagrecer, é preciso ter muita paciência e determinação para se obter resultados que possam ser efetivamente mantidos.

Devagar e sempre

Lembre-se sempre de que é possível reduzir cerca de 50 gramas de gordura por semana, usando o pedômetro. E 50 gramas semanais no período de 5 anos representam uma perda de 13 quilos.

A Dieta dos Passos que apresento neste livro pode ser considerada um investimento de médio a longo prazo e, como a maioria dos investimentos com essa característica, é isenta de riscos. Mas você tem de acreditar e insistir, até que o uso do pedômetro se incorpore ao seu estilo de vida e se torne tão automático quanto escovar os dentes de manhã e antes de dormir.

Conversando com um usuário de pedômetro

Carlos Eduardo de Paula, professor da Faculdade de Odontologia da Universidade de São Paulo, que utiliza o pedômetro diariamente há mais de 20 anos, conta-nos, em perguntas e respostas, como esse aparelho passou a fazer parte da vida dele e pode participar também da sua.

Como era seu estilo de vida antes de começar a usar o pedômetro?

Sempre fui uma pessoa muito ativa. Até 1990, jogava futebol duas ou três vezes por semana; depois, iniciei a trajetória dos passos. Sempre fui apaixonado pela prática esportiva.

Como conheceu o pedômetro?

Em 1990, viajei ao Japão para atuar em um projeto da Universidade. Lá, conheci um professor que usava e me interessei, pois, aos 62 anos, esse professor era magro, ágil e gozava de excelente saúde. Segundo ele, as pessoas deveriam atingir a marca de 10 mil passos diários.

Foi difícil incorporar o uso do pedômetro em seu dia a dia?

Não; aliás, foi algo bem natural. Comecei a usar e virou um hábito, da mesma forma que uso óculos. De manhã, quando me visto, colocar o pedômetro é automático. Aliás, após quase vinte anos de pedômetro, descobri que cintos grossos acabam desgastando mais a haste que prende o aparelho à cintura, fazendo-a quebrar. Ao longo de 19 anos, já estou no décimo pedômetro! Agora, utilizo um aparelho com haste metálica, que ainda não quebrou...

O que mudou em sua vida depois que passou a usar o pedômetro?

Quando comecei, constatei que não atingia os 10 mil passos. E percebi que alcançar essa meta diária exige um esforço consciente. Porém, ao incorporar o hábito de atingir uma cota mínima de passos em meu dia a dia, notei que minha disposição mudou para melhor, facilitando o propósito de atingir a meta. Obtive maior bem-estar físico e mental, e a sensação quando cumpro minha meta diária de passos é muito agradável.

E qual é a sua meta de passos diária?

Considero muito importante dar, no mínimo, 5 mil passos por dia. Nos raros dias em que não consigo alcançar esse número, sinto que faltou algo. É preciso ter constância na determinação de atingir pelo menos 5 mil passos diários. De nada adianta dar 20 mil passos em um único dia e, no outro, dar 200 passos. Isso não traz reflexo favorável à saúde.

Qual é a sua estratégia para conseguir cumprir a meta de 5 mil passos diários?

Evito as conveniências tecnológicas. No local em que trabalho, em vez de discar o ramal de alguém com quem desejo falar, simplesmente vou até a pessoa. E também evito usar o elevador. Subo oito lances de escada por dia, no mínimo.

E quando é difícil atingir a meta diária?

Em dias chuvosos ou quando circunstâncias (reuniões, por exemplo) me obrigam a permanecer muito tempo parado, fico de olho no pedômetro e tento compensar para atingir a meta. Antes ou depois do trabalho paro num shopping, por exemplo, e ando lá dentro. Caminho por todos os andares até chegar aos 5 mil passos, pelo menos. Mas faço isso só em dias chuvosos, pois gosto de caminhar ao ar livre. Gostaria apenas de deixar claro que, antes de iniciar qualquer programa de atividade física, a pessoa deve consultar um médico e ser avaliada. Cada um tem suas necessidades e eventuais restrições. É preciso submeter-se ao critério científico para realizar sua atividade física com segurança, de maneira benéfica à saúde. É muito importante conhecer os limites que devem ser dados ao condicionamento físico. Há pessoas que, em determinados momentos da vida, por restrições de saúde e ordem médica, não podem caminhar nem devem se submeter a esforços físicos. Então, deve procurar outros caminhos.

Como era seu peso antes e depois de começar a usar o pedômetro?

Há quase vinte anos eu venho mantendo um peso que considero saudável. Tenho 1,84 metro e, em 1990, pesava 83 quilos. Dezenove anos depois, peso 86 quilos, e acredito ter ganhado massa muscular com tanta caminhada. Sem contar que, com o envelhecimento, nosso metabolismo muda, fica mais lento, e isso aumenta a facilidade para engordar, principalmente após os 50 anos. Aliás, considero mesmo essencial que a pessoa não tenha muita flutuação de peso ao longo da vida. Por exemplo, ao engordar dez quilos fica fácil engordar outros cinco quilos.

Como é sua alimentação?

No café da manhã, misturo cereais fibrosos e linhaça triturada com suco ou iogurte light. Nas outras refeições, como muitas frutas e verduras e uma pequena porção de frango ou peixe, e como carne vermelha só uma vez por semana. Quanto ao açúcar, tento evitar: tomo sem açúcar e, no máximo, um pequeno tablete de chocolate amargo ou uma torta de chocolate uma vez por semana. Bebo álcool apenas socialmente. Gosto de vinho tinto, sempre moderadamente.

O que faz quando exagera no almoço de domingo, por exemplo?

Se souber que o almoço será farto, já me antecipo e procuro andar um pouco mais antes, mas faço isso também no dia seguinte.

Alguma dica para quem pretende iniciar o Programa de Passos?

Sim. Primeiro, acredite que o pedômetro é um caminho de vida saudável, que ajuda a controlar o nível de atividade física e que melhora o bem-estar. Segundo, faça de tudo para atingir pelo menos 5 mil passos diários, desde que seja uma meta também aceita pelo seu médico. Terceiro, o que mais importa, seja constante. Repito: não vale fazer 20 mil passos num dia e 200 no dia seguinte. Quarta e última dica: preste atenção às mudanças do seu metabolismo. Até os 40 ou 50 anos as pessoas praticam atividade física porque é normal uma sensação de prazer, seja jogando futebol, correndo, nadando. Só que, após os 50 anos, nossa saúde se torna mais vulnerável, de modo que temos de fazer atividade física também por necessidade. Caminha-se, então, para não engordar, não adoecer e continuar inteiro.

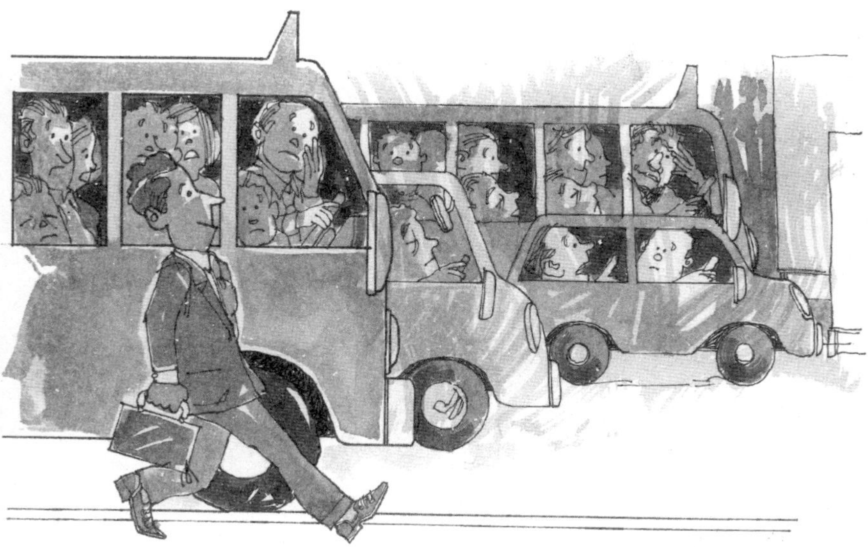

CAPÍTULO 4

Iniciando a Dieta dos Passos

A maioria de nós tende a engordar com o passar dos anos. Esse fenômeno é esperado, pois, a partir dos 30 anos de idade, nosso metabolismo diminui cerca de 1% ao ano. A Dieta dos Passos, portanto, é bastante oportuna para quem tem pouca atividade física e está perto dos 30 anos ou já ultrapassou essa idade.

Achar que se tem um condicionamento físico razoável e, com o uso do pedômetro, constatar que isso não é verdadeiro pode ser frustrante, mas é bom encarar a realidade – só assim é possível modificá-la.

Em geral, no início da Dieta dos Passos, o pedômetro acusa que a pessoa se movimentou aquém do necessário e que precisará se esforçar mais, ainda que sinta um certo cansaço, para atingir sua cota diária. E por falar em cansaço, é bom ressaltar que ele ocorre mais rapidamente em pessoas habituadas a pouca atividade física do que naquelas que se exercitam com regularidade; então, à medida que for progredindo no programa, você perceberá que a medida do seu cansaço passará por alterações – se, de início, 2 mil passos o deixavam cansado, não tardará para que isso seja superado e o cansaço só sobrevenha, por exemplo, aos 3 mil passos, e depois aos 4 mil, e assim por diante. Com isso, sua disposição aumentará e seu peso tenderá a diminuir – digo "tenderá a diminuir" porque a perda de peso dependerá também do seu programa alimentar, ou seja, se você aumentar a queima de calorias, mas aumentar a ingestão delas, certamente não haverá perda de peso, e pode até mesmo ocorrer o contrário, como veremos a seguir.

Quando a prática de exercícios faz engordar

Os atletas amadores – pessoas que praticam atividade física regular por prazer – constituem um grupo seriamente propenso a engordar.

Como assim? Muito simples: eles se iludem com o *efeito compensatório* – uma vez que se exercitam com regularidade, acabam se dando o direito de cometer alguns excessos alimentares, pois, de modo equivocado, acreditam que já queimaram calorias extras suficientes, ou seja, que já fizeram a compensação. Observe os corredores nos parques da sua cidade e verá que muitos deles apresentam sobrepeso.

Não há nada de errado na compensação, mas o que de fato ocorre é que, em geral, os atletas amadores tendem a ingerir muito mais calorias do que aquelas que foram gastas durante a atividade física, e isso, é evidente, resulta em acúmulo de gordura corporal. Novamente, vale lembrar que, no que diz respeito ao balanço energético para evitar o ganho de peso, temos de considerar sempre as duas variáveis da equação: gasto energético e ingestão de calorias.

Então, tome cuidado com o *efeito compensatório*, pois ele existe e pode sabotar você. Para evitar, não se limite a medir o gasto calórico, mediante o registro diário de seus passos, mas mantenha as calorias ingeridas sob controle.

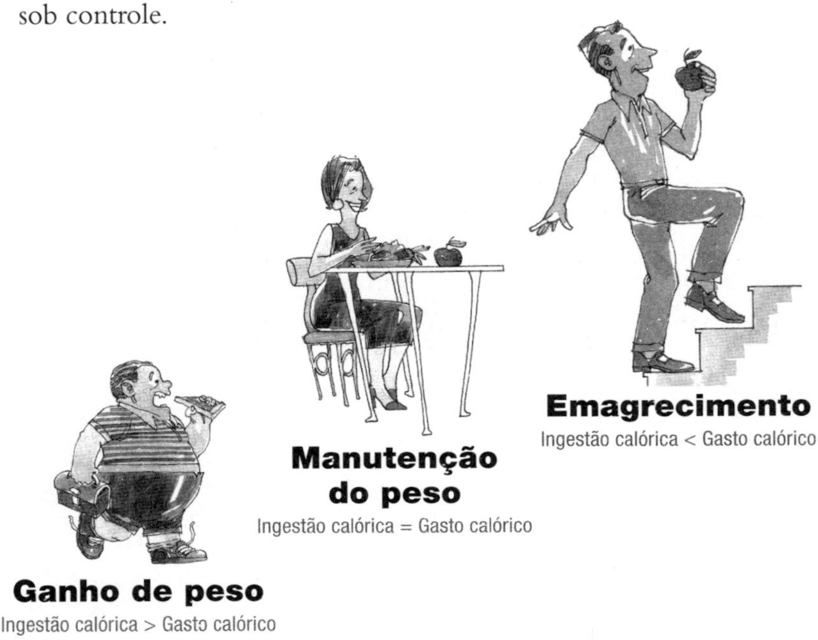
Emagrecimento
Ingestão calórica < Gasto calórico
Manutenção do peso
Ingestão calórica = Gasto calórico
Ganho de peso
Ingestão calórica > Gasto calórico

Os benefícios do programa

Muito se tem pesquisado sobre o acúmulo diário de passos e os benefícios que podem ser obtidos por meio dessa prática simples, e estudos realizados em diversos países demonstram o grande potencial que o uso do pedômetro, aliado a um programa de passos, oferece. Na África do Sul, por exemplo, o acompanhamento de dois grupos de mulheres na faixa de 48 anos de idade, obesas e de baixo nível socioeconômico – um que percorria menos de 5 mil passos por dia e outro que percorria mais que isso –, revelou que os valores do IMC (índice de massa corpórea) e as medidas da circunferência de quadril das mulheres do grupo mais ativo eram significativamente menores que os das mulheres sedentárias.

Passos e cintura

Os dados a que chegou o estudo citado confirmam aqueles que encontrei ao implementar um programa de passos em uma empresa com cerca de cinquenta funcionários em São Paulo (SP).

Nessa empresa, antes de iniciar o programa, foi feita uma avaliação de todos os participantes, registrando-se a pressão arterial e as medidas das circunferências de abdome, cintura e quadril de cada um. Então, eles receberam um pedômetro e foram orientados sobre a importância de acumular o maior número de passos diários durante o tempo de uso do aparelho.

Após três meses, o grupo foi reavaliado, e constatei que tanto as medidas da circunferência abdominal quanto a pressão arterial tinham sofrido uma redução significativa.

Esses resultados, considerados um sucesso, foram o grande incentivo que eu precisava para escrever este livro. Afinal, se o programa de passos tinha apresentado resultados tão expressivos, ampliando o alcance de suas informações, ele, certamente, poderá beneficiar muito mais pessoas além do pequeno grupo ao qual foi inicialmente implementado.

Na ilustração a seguir, você terá uma perspectiva melhor dos resultados que obtivemos naquela empresa com três meses de uso do pedômetro:

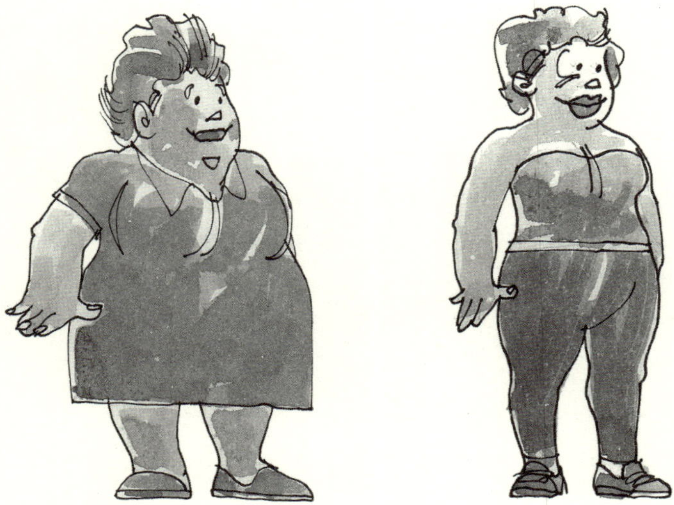

passos diários	passos diários
2.941	**7.181**
circunferência abdominal:	circunferência abdominal:
131 cm	**125** cm
pressão arterial sistólica:	pressão arterial sistólica:
123 mmHg	**114** mmHg

Circunferência abdominal e pressão arterial sistólica

Após três meses de uso do pedômetro, o grupo de cinquenta funcionários apresentou uma redução média de 6 cm na circunferência abdominal e de 9 mmHg na pressão arterial.

Cuidados e restrições médicas

Atenção: Consulte seu médico antes de iniciar a Dieta dos Passos, principalmente se você tiver algum problema de saúde.

As condições de saúde que mais restringem a adesão à Dieta dos Passos são artrose e obesidade mórbida.

Artrose

Doença que desgasta os tecidos e a cartilagem, que ocorre nas articulações e provoca dor, deformação articular e limitação de movimentos. As partes do corpo mais acometidas pela artrose são as articulações dos joelhos, da coluna e do quadril.

Obesidade mórbida

A condição de morbidade ocorre quando há um IMC superior a 40. Então, a saúde da pessoa é bastante delicada. É muito provável que o acúmulo de gordura já tenha comprometido seu sistema cardiovascular, há grandes chances de ela ser diabética e hipertensa, sem falar no comprometimento de seu sistema locomotor, em especial as juntas, que, castigadas pelo excesso de peso corporal, levam-na a caminhar com dificuldade.

A fórmula para o cálculo do IMC é a seguinte:

$$IMC = peso/altura^2$$

isto é: índice de massa corpórea = peso dividido pelo quadrado da altura (altura x altura)

Aplicar essa fórmula é muito simples, basta dividir o seu peso pelo quadrado da sua altura (altura vezes altura). Depois, consulte a tabela na página ao lado e veja em que categoria você está.

Categorias de IMC					
18,5	**18,5 – 24,9**	**25,0 – 29,9**	**30,0 – 34,9**	**35,0 – 39,9**	**40,0 E ACIMA**
Magro demais	Peso saudável ou normal	Sobrepeso	Obesidade grau I	Obesidade grau II	Obesidade grau III ou mórbida

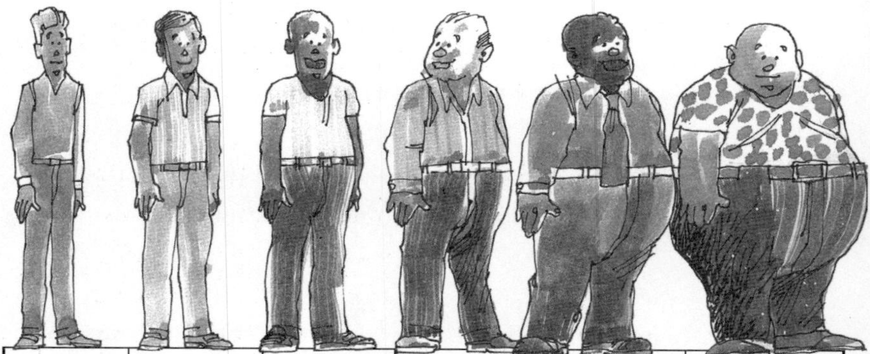

Mesmo na ausência dessas duas condições, é aconselhável consultar-se com seu médico antes de aderir ao programa, pois só ele saberá dizer se há outras condições a serem respeitadas. Em geral, são necessários apenas três exames para avaliar as condições de uma pessoa aparentemente sem restrições para aderir à Dieta dos Passos: teste ergométrico, ecodopplercardiograma e hemograma. Mas, também em relação aos exames, só seu médico saberá dizer se esses são suficientes ou não para você – se for o caso, ele pedirá outros.

Teste ergométrico

Trata-se de um teste de esforço, que pode ser realizado em bicicleta ergométrica ou esteira rolante, mas é mais comumente realizado em esteira. Para sua realização, aplicam-se uma série de eletrodos na região torácica do indivíduo, com vistas ao monitoramento do coração durante o exercício. A velocidade da esteira vai sendo aumentada em intervalos regulares e, também em intervalos regulares, a pressão arterial é aferida. Por fim, o médico terá um laudo com as condições do coração do indivíduo mediante determinadas faixas de esforço, podendo saber se ele está apto à Dieta dos Passos.

Ecodopplercardiograma

É um exame que combina o ecocardiograma, no qual se avaliam o tamanho do coração, função ventricular e muscular, funcionamento das válvulas cardíacas e porcentagem de bombeamento do sangue, além de diagnosticar doenças congênitas do coração, bem como doenças adquiridas e sequelas de problemas cardiovasculares graves, ao *doppler*, que permite medir também a velocidade do sangue no coração. Pode até parecer complicado, mas é um exame bem simples; na verdade, um ultrassom do coração, que fornecerá ao seu médico as informações de que ele precisa para saber se seu coração está firme e forte para você poder aderir à Dieta dos Passos tranquilamente ou se necessita de alguns cuidados extras.

Exame de sangue: hemograma, colesterol (total, LDL e HDL), triglicerídios e glicose

Esse exame, não há quem não conheça! Você vai ao laboratório em jejum, e lá são coletados alguns tubinhos de sangue... O hemograma analisa variáveis do sangue, como a série vermelha, que informa sobre o transporte de oxigênio, e a série branca, que indica o funcionamento do sistema de defesa do organismo. E outras análises são feitas para avaliar a dosagem de glicose (taxa de açúcar no sangue), o colesterol total e frações, os triglicerídios, entre outras variáveis.

Antes de iniciar qualquer programa de atividade física, consulte seu médico para saber quais os exames mais indicados para você.

Se a Dieta dos Passos consiste em uma atividade muito simples, que fazemos cotidianamente em maior ou menor quantidade, por que nos cercarmos de tantos cuidados?

Primeiro, porque, ao aderir à Dieta dos Passos – e se estiver disposto a levá-lo a sério –, você passará a dar mais passos do que está acostumado a dar, e isso representa uma alteração na sua rotina física. Então, como atividade que altere tanto a rotina física quanto a mental ou a nutricional de uma pessoa pode provocar mudanças em seu organismo, é preciso saber até que ponto este tem condições de suportá-las.

Segundo, porque o fato de procurar orientação médica com o objetivo de perder peso e ficar bem mostra o quanto você está se comprometendo com a proposta de mudança de hábitos, e não serão alguns exames que o desestimularão da prática de exercícios.

Bem, consulta médica e exames fazem parte da etapa de preparação. Depois disso, é só dar a largada e animar-se, pois os resultados não demorarão a aparecer... E, quando atingir seu peso ideal, mantenha-no sem malabarismos nem efeitos sanfona, mas apenas continuando a caminhar.

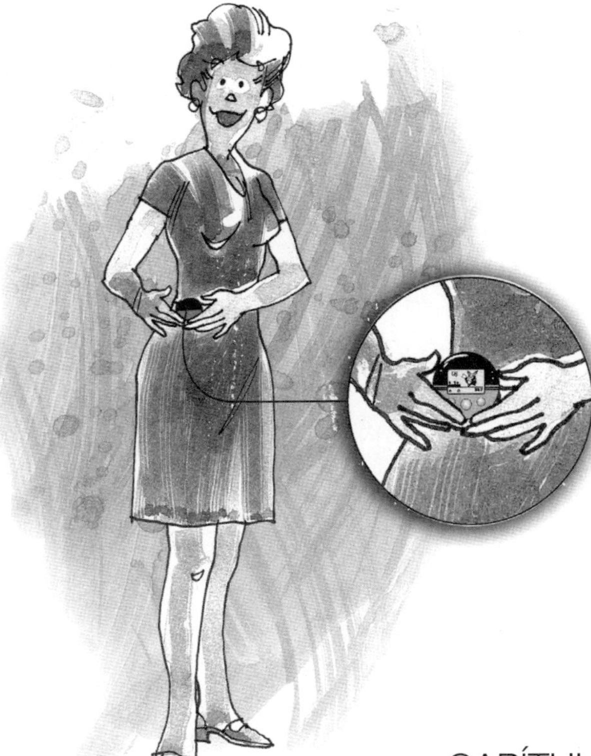

CAPÍTULO 5

Incorporando o pedômetro à sua rotina

Para fazer o controle de quantos passos consegue acumular por dia é indispensável ter um pedômetro; por isso, este livro traz um de presente para você. Trata-se de um modelo simples, sob medida para iniciantes no programa. Depois que tiver se habituado e aderido realmente à Dieta dos Passos, você poderá adquirir outros, com mais funções, em lojas de materiais esportivos.

Um pedômetro, uma agenda, bloco de anotações ou planilha eletrônica para anotar o total de passos diários e disposição para progredir – é disso que você necessitará para iniciar a Dieta dos Passos.

Fazendo o registro dos passos

Não importa como você registrará seus passos, mas que o faça. O ideal seria registrá-los no computador, pois há programas que permitem criar gráficos e tabelas, o que facilita a análise do NAF, mas esse grau de sofisticação não é determinante para o sucesso do programa, que depende, mesmo, da quantidade de passos! Então, onde quer que vá registrar seus passos, monte uma planilha com os seguintes campos:

- *Dia*: nesse campo, anote dia, mês e ano.
- *Quantidade de passos*: antes de ir dormir, verifique a quantidade de passos registrada no pedômetro e anote nesse campo.
- *Meta de passos diários*
- *Saldo*: a diferença entre a sua meta e a quantidade de passos dados no dia deve ser anotada nesse campo, verificando sempre se o saldo é positivo ou negativo, ou seja, se você deu mais passos que a sua meta (saldo positivo) ou se deu menos (saldo negativo) – nesse caso, sugiro que, para compensar, você some o saldo negativo à sua meta do dia seguinte, e tente cumpri-la.

Modelo de planilha simples

DIA	QTDE. DE PASSOS	META	SALDO (Meta – Qtde. de passos)

Uma fase de adaptação

Usar o pedômetro, montar uma planilha, anotar os dados, avaliar o saldo... Tudo isso constitui atividades novas às quais você terá de se adaptar. E, passada a fase de adaptação, o que se espera é que você acorde e, natural e automaticamente, prenda o pedômetro à cintura, assim como coloca o relógio, pega a carteira, as chaves e se prepara para mais um dia de trabalho. E, à noite, faça suas anotações com a mesma disciplina que põe o pijama e escova os dentes.

Para algumas pessoas, a fase de adaptação será questão de dias; outras, porém, levarão meses. Nesse meio tempo, de qualquer modo, você terá oportunidade de fazer algumas descobertas importantes. Por exemplo, poderá descobrir quantos passos o separam da sorveteria da esquina, quantas calorias gasta para ir até lá e quantas consome com seu sabor preferido. Sabendo tudo isso, descobrirá, então, que consumir calorias é sempre muito mais fácil do que gastá-las.

Uma vez adaptado ao uso do pedômetro, o que inclui o registro diário dos passos e a avaliação, também diária, do saldo, muito provavelmente você passará a fazer algumas modificações em sua rotina. Poderá, por exemplo, incluir uma caminhada na hora do almoço, ou de qualquer outra refeição, ou seja, o horário de comer passará a incluir uma ou duas voltas no quarteirão.

Nós somos conduzidos por hábitos, e usar o pedômetro é uma questão de hábito. Para ser bem-sucedido nessa empreitada, seja persistente e mantenha em alta sua vontade de perder peso; do contrário, terá dificuldade em fazer os ajustes necessários em sua rotina. Haverá dias em que se esquecerá completamente do aparelho, e outros em que se lembrará de colocá-lo somente após o almoço. Um dia, porém, você começará a se sentir mais leve e verá que seu esforço para manter um corpo esbelto está sendo recompensado. Quando isso acontecer, o pedômetro já fará parte de sua vida, certamente.

Nada como dispor de dados...

A seguir, apresentarei algumas tabelas, nas quais você poderá conferir quantos passos são necessários para "queimar" determinados alimentos.

Para facilitar, as tabelas, separadas por grupos de alimentos, relacionam o alimento, a quantidade padrão em que ele é consumido (porção), as calorias contidas nessa porção e a quantidade de passos necessários para queimá-las. E o cálculo para determinar o número de passos necessários à queima de cada quantidade de caloria foi feito considerando uma pessoa de 90 quilos.

De modo algum estou sugerindo que você decore essas tabelas e fique escravo delas, mas lhe garanto que elas dão uma boa ajuda quando temos de compensar algum consumo em excesso. Além disso, ao iniciar o programa, é sempre interessante estabelecer contato com uma informação a respeito da qual não se tem uma ideia muito precisa (ou não se tem a mínima ideia...).

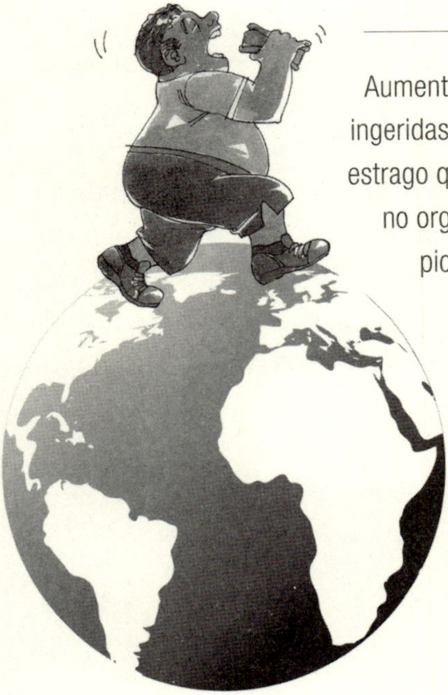

Aumentar o NAF ajuda a queimar calorias ingeridas em excesso, mas não elimina o estrago que determinados alimentos fazem no organismo. A gordurinha saborosa da picanha, a porção extra de maionese acompanhando o hambúrguer com fritas e outras tentações irão, inevitavelmente, contribuir para o aumento do colesterol ruim e para o entupimento de artérias. Portanto, dê muita atenção à qualidade dos alimentos na hora de montar seu cardápio.

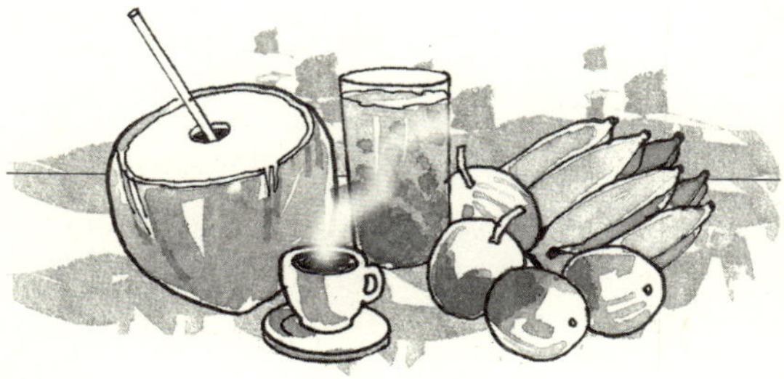

BEBIDAS NÃO ALCOÓLICAS

Produto	Porção	Kcal	Passos para queimar
Água-de-coco em caixinha	1 caixa (200 ml)	40	1.080
Água-de-coco verde	1 copo (200 ml)	44	1.188
Café com açúcar	1 xíc. café (50 ml)	26	702
Caldo de cana	1 copo (200 ml)	138	3.726
Chá mate	1 caixa (200 ml)	77	2.079
Chá s/ açúcar	1 xíc. chá (150 ml)	2	54
Suco de abacaxi natural	1 copo (200 ml)	100	2.070
Suco de laranja natural	1 copo (200 ml)	113	3.051
Vitamina de banana, mamão e laranja	1 copo (200 ml)	132	3.564
Vitamina com leite, abacate, banana, maçã	1 copo (200 ml)	199	5.373

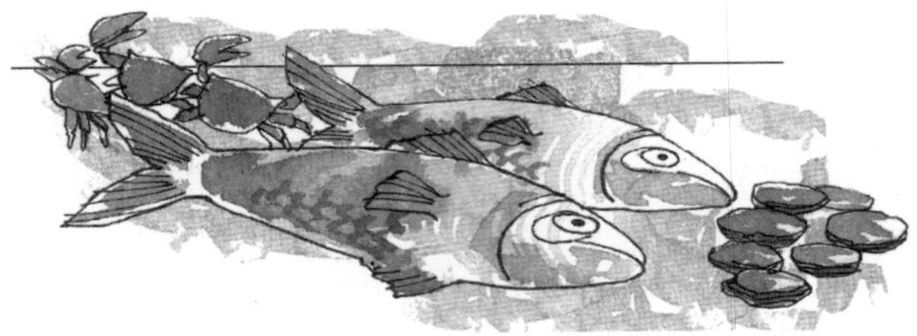

PEIXES E FRUTOS DO MAR

Produto	Porção	Kcal	Passos para queimar
Atum em óleo comestível	1 colher de sopa (20 g)	56	1.512
Bacalhau assado ou grelhado	1 posta (100 g)	110	2.970
Camarão frito grande	5 unidades (100 g)	310	8.370
Camarão frito médio	10 unidades (100 g)	310	8.370
Casquinha de siri	Unidade	413	11.151
Dourado	1 porção (100 g)	80	2.160
Linguado assado ou grelhado	1 filé (100 g)	90	2.430
Lula frita	1 pires (100 g)	190	5.130
Manjuba frita	10 unidades (100 g)	285	7.695
Ostras	3 unidades (100 g)	81	2.187
Salmão assado ou grelhado	1 filé (100 g)	220	5.940

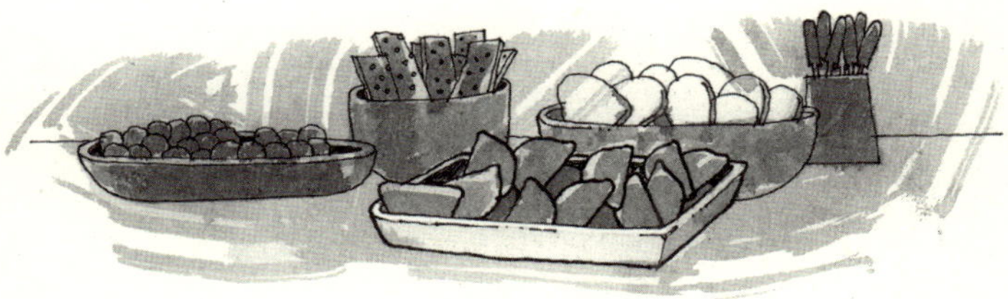

SALGADINHOS

Produto	Porção	Kcal	Passos para queimar
Amendoim torrado c/ sal	1 colher de sopa (20 g)	119	3.213
Baconzitos (salgadinho de trigo)	Pacote	259	6.993
Batatas Fritas	Pacote	246	6.642
Bolinha de queijo	Unidade	42	1.134
Bolinho de bacalhau	Unidade (30 g)	159	4.293
Coxinha creme	Unidade	270	7.290
Empadinha	Unidade (12 g)	56	1.512
Esfiha aberta de carne	Unidade	54	1.458
Esfiha aberta de verdura	Unidade	48	1.296
Pacote de batatas fritas	Pacote	415	11.205
Pastel de carne	Unidade	200	5.400
Pastel de palmito	Unidade	180	4.860
Pastel de queijo	Unidade	130	3.510
Rissole de queijo	Unidade	88	2.376
Rolinho primavera	Unidade	111	2.997
Torresmo	3 unidades	270	7.290

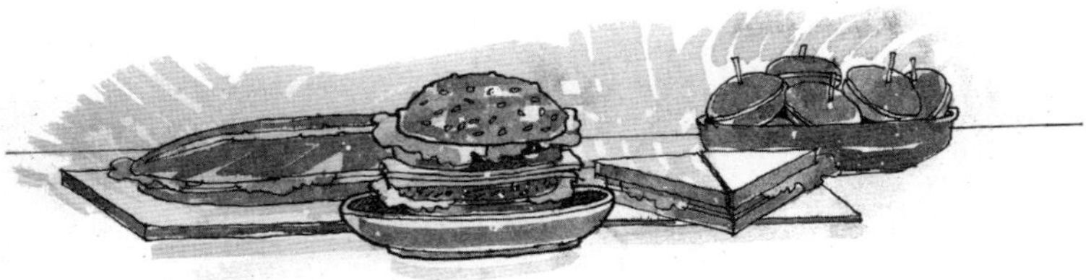

SANDUÍCHES

Produto	Porção	Kcal	Passos para queimar
Americano	Unidade	458	12.366
Beirute	Unidade	510	13.770
Beirute de Filé Mignon	Unidade	872	23.544
Carne louca com pão francês	Unidade	313	8.451
Cachorro-quente com maionese e molho vinagrete	Unidade	624	16.848
Cachorro-quente com *ketchup*	Unidade	314	8.478
Cachorro-quente com mostarda, *ketchup* e batata palha	Unidade	479	12.933
Cachorro-quente com mostarda *ketchup* e purê de batatas	Unidade	416	11.232
Cheese salada com maionese	Unidade	738	19.926
Quarterão com queijo (Mc Donald's)	Unidade	525	14.175
Sanduíche de queijo quente	Unidade	340	9.180

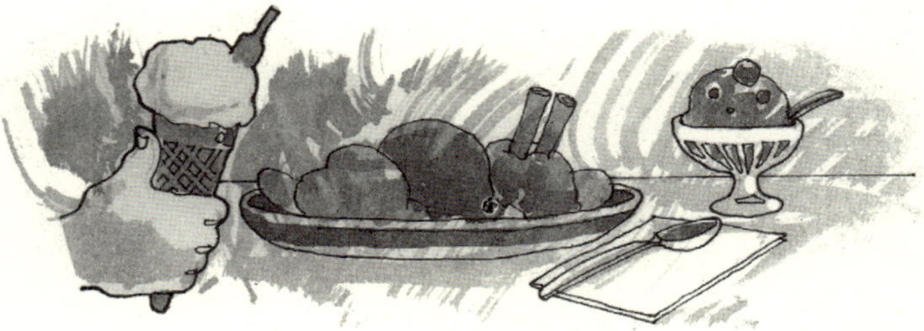

Produto	Porção	Kcal	Passos para queimar
Banana *Split*	1 taça	843	22.761
Milkshake de chocolate	1 copo (300 ml)	364	9.828
Sorvete de massa (chocolate, creme, morango)	1 bola (40 g)	75	2.025
Sundae	1 taça	616	16.623

Você deve estar meio assustado com o contato inicial que teve com essas tabelas, não é mesmo? Pois não se preocupe tanto! Ninguém precisa compensar em passos tudo o que comer, mas apenas aquilo que fugir à sua dieta habitual ou à quantidade que tiver sinal verde em seu programa alimentar de perda de peso: por exemplo, se seu cardápio semanal permitir uma bola de sorvete de sobremesa no fim de semana e você consumir duas, dê a quantidade de passos necessários para queimá-la. Ah, e para deixá-lo mais animado, as calorias de um cafezinho com açúcar são queimadas durante uma breve caminhada de 350 metros mais ou menos.

O pedômetro e seu NAF

Antes de começar a usar o pedômetro não temos ideia de qual é nosso nível de atividade física, mas o número de passos que estará marcado no aparelhinho final do dia nos dá essa informação crucial para sabermos por que engordamos ou emagrecemos.

Sei de pessoas que correm 12 quilômetros e, em seguida, comem oito pedaços de pizza, uma fatia de pudim, e confessam: "Não sei por que não consigo emagrecer se me exercito tanto...". Se essas pessoas conhecessem seu NAF, com certeza saberiam que sua ingestão calórica está superando em muito seu gasto calórico e entenderiam por que não emagrecem.

Algumas pessoas trabalham muito! Oito, doze horas e até mais na frente de um computador. Eu mesmo, enquanto escrevia este livro, tive umas jornadas de trabalho ao computador muito desgastantes... No fim do dia, não duvido que essas pessoas estejam exaustas, mas será que isso faz alguma diferença em seu NAF? Lamento dizer, mas não faz nenhuma diferença. Portanto, quem quiser iniciar a Dieta dos Passos, mas tiver de permanecer por horas a fio tendo a movimentação de um *mouse* como atividade principal, terá de planejar muito bem sua meta diária de caminhada e cumpri-la, e, mais do que isso, terá de respeitar os limites do seu corpo, levantando-se e esticando-se a cada duas horas, pelo menos.

Qualquer que seja sua atividade, o uso do pedômetro o ajudará a conhecer seu NAF, e conhecer seu NAF lhe permitirá programar uma ingestão calórica que leve à perda de peso ou manutenção deste, ou, ainda, aumentar seu NAF para eliminar calorias extras. Por exemplo, quando consumo calorias a mais, eu ando mais, invento brincadeiras com minha filha e acrescento quilômetros às minhas sessões de corrida, aumentando meu NAF. Mas só posso aumentar meu NAF porque o conheço.

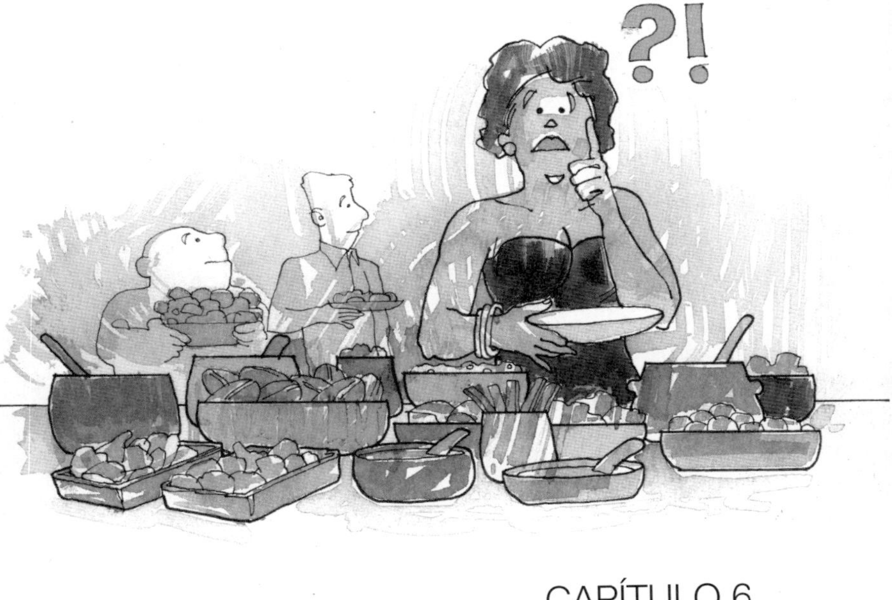

CAPÍTULO 6

*Alimentação: o outro elemento da equação**

* Com a colaboração de Maurício Lomônaco, nutricionista.

A dieta do homem ocidental atual, rica em gorduras e açúcares, é pouco adequada ao corpo e aos genes que herdamos de nossos ancestrais pré-históricos, que tinham um gasto energético equilibrado às tarefas de caça e coleta de alimentos que realizavam, muitas vezes totalmente privados do que comer. Em consequência, surgiram as doenças típicas da sociedade moderna, como obesidade, diabetes e dislipidemias, que são resultado direto do desequilíbrio em nosso balanço energético.

> O saldo entre o que consumimos e o que precisamos gastar para nos manter ativos faz toda a diferença.

O antropólogo William Leonard ressalta que alguns de nossos parentes, como os chimpanzés, podem, ainda hoje, se alimentar apenas de frutas e sementes; nós, no entanto, tivemos de nos voltar para uma alimentação mais rica em calorias, a fim de atender nossas demandas energéticas, principalmente as do nosso cérebro em evolução.

Vivemos uma época em que temos endereço fixo (não somos nômades), desenvolvemos um trabalho diário constante, ou seja, repetitivo (não temos de nos aventurar em busca de sustento), a maioria de nós se locomove por meio de veículos motorizados (andamos cada vez menos a pé), e dispomos de enorme facilidade para encontrar alimentos. Diante disso tudo, pode-se dizer que deixamos de ser gastadores de energia com alimentação escassa para nos tornarmos sedentários com alimentação em abundância. Aliás, sem medo de parecer grosseiro, atrevo-me a dizer que nos tornamos uma espécie antiecológica, pois tomamos da natureza para nos alimentar e, uma vez alimentados e com energia de sobra, o que fazemos? Literalmente, nada! Deixamos nossa energia acumular-se cada vez mais e andamos de carro...

O norte-americano, hoje, come, por ano, o dobro do que comia de carne, frango e peixe na década de 1950. E, naquela época, eles não eram subnutridos! Em 1960, comiam menos de dois quilos de batata frita por ano. Sabe quanto comem hoje? Cerca de 13 quilos, sendo 90% desse total consumida em *fast-foods*. Como resultado, a maioria dos cidadãos norte-americanos está obesa ou com sobrepeso.

No Brasil, estudos revelam que estamos mais altos e mais gordos. O IMC aumentou tanto para homens quanto para mulheres, e disso se conclui que a população brasileira está atravessando uma fase de mudança em seu perfil nutricional – dez anos atrás, combatíamos a desnutrição; hoje, vivemos uma condição de sobrepeso.

A escolha por alimentos mais calóricos, ricos em gordura e açúcares, e a falta de atividade física explicam o aumento de peso da população não só do Brasil, mas do mundo todo.

A dieta-padrão norte-americana é rica em carne, ovos e laticínios. Carboidratos, como pão, açúcar e arroz, são normalmente consumidos já processados e refinados. Aliados a isso, a baixa ingestão de frutas e verduras torna a dieta pobre em fibras, e o consumo frequente de alimentos fritos contribui para a alta ingestão de gordura, na maior parte saturada e de origem animal. Se esse perfil alimentar rendeu 30% de obesos à população norte-americana, tudo indica que estamos no mesmo caminho.

Durante o segundo semestre de 2009, viajei por diversas cidades do Brasil, realizando palestras para profissionais de saúde. Dentre as atividades que realizávamos, cabia à nossa equipe multidisciplinar proceder um inquérito alimentar e avaliar crianças de 6 a 15 anos sob o aspecto nutricional. Posso afirmar que os jovens entrevistados tinham a mesma dieta padrão que transformou os norte-americanos em obesos.

Nos tempos atuais, o alimento, palavra cujos prováveis significados sempre remetem a "sadio, proveitoso e positivo", passou a ter também o papel de vilão. Se sua principal função é nutrir-nos para desempenharmos as atividades básicas do dia a dia, por que e como ele afeta nossa saúde de modo negativo?

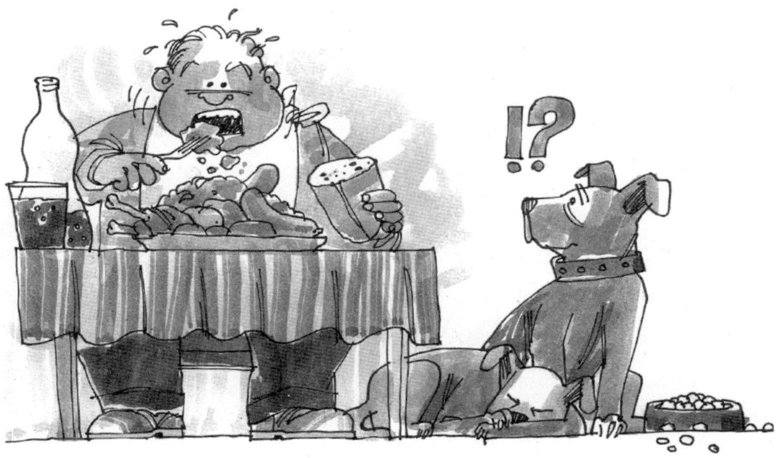

Na guerra contra a balança, e contra as inúmeras doenças decorrentes do excesso de peso, o alimento é o vilão. Mas a verdade é que as pessoas, em geral, procuram na comida a compensação para frustrações, angústias, raiva, irritação... E usam a comida para comemorar conquistas, alegrias, realizações... Que bom seria se fizessem como os animais, que comem para sobreviver, sem ficar inventando desculpas para se empanturrar! Se o fizessem, certamente viveriam mais, sendo mais saudáveis e mais bonitos... E, certamente, seriam mais felizes!

Bem, o principal ponto a discutir em relação a isso é que não temos mais o hábito da frugalidade, ou seja, da moderação no consumo de alimentos. Atualmente, as porções são cada vez maiores. Quando comemos fora, não falta quem nos pergunte se queremos batata frita ou sobremesa ou diga que por cinquenta centavos a mais teremos direito a um copo de refrigerante bem maior... E quando nos alimentamos em restaurantes que cobram preço único para serviço de bufê ou rodízio? Se estivéssemos pagando separadamente cada porção de alimento solicitada ao garçom, muito provavelmente não comeríamos o tanto que comemos tendo tudo incluído no preço único. Meu conselho: evite esses lugares, pois, sem perceber, acabamos comendo como trogloditas; mas, só para lembrar, trogloditas comiam muito porque tinham de acumular energia para tempos de escassez. Ah, ainda nesse parágrafo cabe falar de comemorações, aquelas ocasiões em que um brinde seria suficiente, mas que as pessoas acabam se reunindo por volta da hora do almoço e prosseguem comendo, muitas vezes, até bem depois da hora do jantar... Se convidado para "algo" nesse estilo, não seja mal educado: dê uma passadinha, cumprimente os amigos e vá embora em uma hora, no máximo.

Ironicamente, a técnica mais eficaz para retardar o envelhecimento e aumentar a longevidade foi descoberta há setenta anos e consiste em comer pouco – já está provado que quem come menos vive mais.

Na guerra contra a balança, e contra as inúmeras doenças decorrentes do excesso de peso, o alimento é o vilão. Mas a verdade é que as pessoas, em geral, procuram na comida a compensação para frustrações, angústias, raiva, irritação... E usam a comida para comemorar conquistas, alegrias, realizações... Que bom seria se fizessem como os animais, que comem para sobreviver, sem ficar inventando desculpas para se empanturrar! Se o fizessem, certamente viveriam mais, sendo mais saudáveis e mais bonitos... E, certamente, seriam mais felizes!

A técnica de restrição calórica, ou da subnutrição sem desnutrição, nada mais é do que uma dieta de baixas calorias, em que se ingerem calorias suficientes para manter os sistemas vitais operando, e essa necessidade é suprida com um pouco mais que a metade do que se come atualmente.

A dieta de restrição calórica dobrou a longevidade média de todas as espécies nas quais foi adotada em caráter experimental.

Segundo a Organização Mundial da Saúde (OMS), cerca de 1 bilhão de adultos estão acima do peso no planeta. E, destes, mais de 300 milhões são obesos. O Brasil não foge à regra: aqui, quase metade da população está acima do peso.

Atualmente, quando somos questionados sobre sustentabilidade e utilização coerente dos recursos naturais, devemos nos preocupar com o desperdício de alimentos que ingerimos em excesso. Além de desnecessários, eles comprometem a nossa saúde e a do ecossistema.

A Antiguidade via a moderação à mesa e as restrições na dieta como virtudes – Sócrates, em *A República*, de Platão, defende a dieta simples, composta de pão, queijo, verduras e azeitonas, com figos de sobremesa e vinho, com moderação. A ética tradicional judaica, islâmica, hinduísta e budista reservam lugar de destaque à discussão sobre o que deve ou não ser ingerido. A era Cristã, porém, deu pouca atenção ao que comemos, limitando-se a preocupar-se em evitar a gula, um dos sete pecados capitais.

Um exemplo de dieta e estilo de vida saudáveis

Apesar do crescimento desenfreado da obesidade nos países desenvolvidos e em desenvolvimento, ainda é possível observar dietas e hábitos de vida saudáveis em cidades pequenas, espalhadas ao redor do mundo.

Na Sardenha, província da Itália, por exemplo, a rotina de trabalho é bem diferente da que estamos acostumados por aqui. Lá, muitos moradores ainda pastoreiam rebanhos, ordenham ovelhas e caminham do início ao fim do dia, cortando lenha, aparando arbustos e consertando o que for necessário, ou seja, mantêm-se ativos do nascer ao pôr do sol. Seus hábitos alimentares incluem grande variedade de frutas e verduras, como berinjela, tomate e fava, que cultivam no quintal de casa, além de laticínios, como leite de ovelhas alimentadas em pastagens naturais e o tradicional queijo pecorino, que fornece proteínas e ácidos graxos ômega 3. Muitas famílias ainda produzem o próprio vinho, que nessa parte da Sardenha contém o dobro ou o triplo de substâncias capazes de diminuir o risco de doenças cardiovasculares.

Silanus, uma das comunidades da Sardenha, com uma população de 2,4 mil pessoas, está localizada em uma região que os demógrafos chamam de "zona azul". Nessa bela comunidade encravada ao pé dos montes Gennargentu, 91 das 17.865 pessoas nascidas entre 1880 e 1900 já fizeram 100 anos – mais que o dobro da média de vida na Itália. Tamanha longevidade, certamente tem a ver com a dieta e o estilo de vida saudáveis desse povo.

Como você pretende estar...

Hoje, quem tem 40 anos percebe que as coisas mudaram bastante. Quando eu era criança, 40 anos era a idade de meus pais, e aos olhos de todos eles já estavam começando a ficar velhos. Atualmente, porém, essa idade representa o auge da vida, o momento em que as pessoas começam a usufruir de suas conquistas pessoais e profissionais, com pique para realizar vários de seus projetos de lazer.

Pensar agora em como você quer estar quando chegar aos 70 anos implica um raciocínio similar, pois, hoje, 70 anos não necessariamente é o auge da vida, mas, se uma série de cuidados começar a ser tomada hoje, você pode, sim, chegar aos 70 com excelente disposição física e mental, pleno de energia, saúde e vitalidade – sem depender de ninguém para realizar suas atividades diárias e livre para fazer suas escolhas.

Como você leu na Introdução, este livro considera, de modo simplificado, que existem três tipos de pessoas:

a. Quem está magro e quer se manter dessa forma.
b. Quem está com sobrepeso e deseja mudar esse quadro.
c. Quem está obeso e, portanto, não tem escolha: tem de reverter a situação!

E agora, como você quer chegar aos 70 anos?

Alimentos industrializados

Nos últimos dez anos, a abertura da economia brasileira e a estabilização monetária ampliaram o mercado consumidor. O poder aquisitivo aumentou, o preço dos alimentos industrializados caiu, e as pessoas passaram a consumir mais. Além disso, outros fatores, como o trabalho da mulher fora do lar, fez com que os alimentos industrializados fossem definitivamente introduzidos nos hábitos alimentares das famílias, por sua praticidade, rapidez no preparo e durabilidade. Contudo, o consumo inadequado de alimentos industrializados pode comprometer a saúde de adultos e crianças.

Os alimentos industrializados, em geral, são ricos em gorduras e carboidratos refinados e apresentam elevado teor energético. Além disso, os hábitos adquiridos com o aumento do consumo de alimentos industrializados levam a uma redução no consumo de alimentos *in natura*, que são mais saudáveis e ricos em vitaminas, sais minerais e fibras.

Recente análise feita em sopas prontas constatou que tinham elevados teores de sódio. Em alguns casos, uma única embalagem chegava a ter a metade da quantidade diária recomendada para um adulto! Ora, o sal é um ótimo conservante de alimentos e confere sabor a muitos tipos de preparações culinárias, mas, se ingerido em excesso, desequilibra o organismo e causa aumento da pressão arterial, sobrecarga renal e retenção de líquidos, que piora os quadros de obesidade.

Está certo que a industrialização dos alimentos tem pontos positivos. Os alimentos modificados, por exemplo, enriquecidos com ferro, ácido fólico e cálcio, que podem contribuir para melhorar o valor nutritivo da dieta infantil e também de idosos com carência de tais minerais, são um bom exemplo disso, assim como os alimentos isentos de lactose, glúten e outros compostos que interagem de modo prejudicial com o organismo de milhares de pessoas. Mas o número de fatores prejudiciais também é enorme.

É curioso ver que muita gente nem percebe como os alimentos industrializados estão presentes em sua vida. Não raro, vejo pessoas dizerem que adotaram hábitos alimentares saudáveis, mas continuam tomando refrigerante. Outras gabam-se de montar um belo prato de salada no *self service*, mas temperam com molhos prontos... Mas há aquelas que assumem o risco: não passam sem biscoitos, enlatados, embutidos, refeições pré-cozidas e congeladas... E muitas, ainda, têm o desplante de levar o saleiro à mesa para acrescentar sal à refeição preparada.

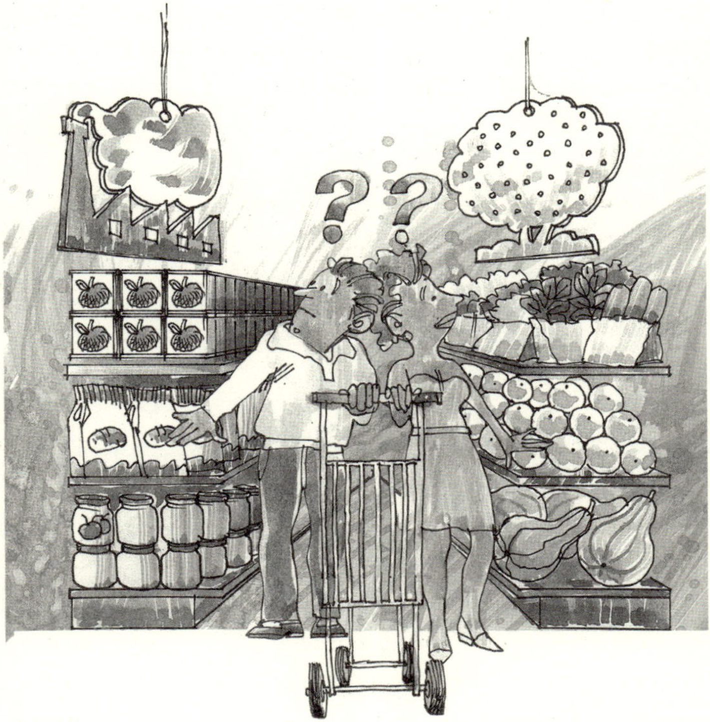

Não se trata de fazer campanha contra alimentos industrializados, mas de mostrar que o alimento ***in natura*** é muito mais saudável. Hoje, temos muita variedade e disponibilidade de alimentos, mas temos, também, fartura de informação, que nos permite fazer escolhas melhores, adequadas aos nossos propósitos de manter um corpo saudável. Portanto, por mais que os alimentos industrializados estejam invadindo o planeta, você sempre pode fazer outra escolha.

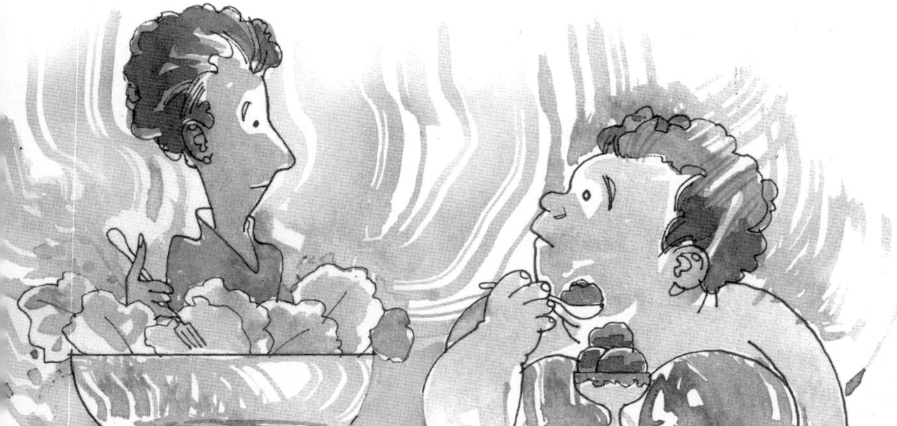

CAPÍTULO 7

*Pegando leve à mesa**

* Com a colaboração de Maurício Lomônaco, nutricionista.

Para iniciar a Dieta dos Passos é fundamental conhecer os três grupos de alimentos que devem compor nossa alimentação: carboidratos, proteínas e gorduras. São os alimentos desses grupos que nos fornecem energia (calorias) e, por isso, são chamados de macronutrientes.

A energia fornecida pelos alimentos é necessária para manter as funções corporais, tanto em repouso quanto nas diversas modalidades de atividade física. Além de seu papel como combustível biológico, esses macronutrientes desempenham também um papel importante na manutenção da integridade estrutural e funcional do organismo.

Como montar um prato equilibrado

Ingerir calorias em quantidade superior à de que o organismo necessita significa acúmulo de excedentes em forma de gordura corporal; logo, para não engordar, ou você come menos ou aumenta seu NAF. Portanto, neste capítulo, veremos como e de que se compõe um prato equilibrado.

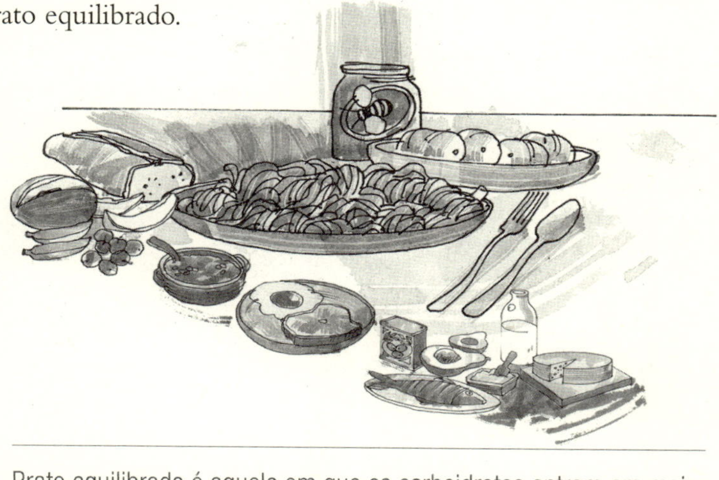

Prato equilibrado é aquele em que os carboidratos entram em maior quantidade, seguidos de porções significativamente menores de proteínas, e menores ainda de gorduras.

CARBOIDRATOS

Do total de calorias diárias da dieta, de 55% a 75% devem ser provenientes de carboidratos, mas apenas 10% de carboidratos simples.

Os carboidratos, fontes de energia do organismo, podem ser divididos em três grupos: complexos, simples e fibras alimentares.

Carboidratos complexos – De digestão mais lenta, proporcionam um aumento gradativo da concentração de glicose no sangue, mantendo o pique energético. São encontrados em sementes, milho (fubá), grãos, pães, cereais, todos os tipos de arroz, macarrão e massas em geral, e também em feijões, ervilhas, batatas e raízes.

Carboidratos simples – De digestão rápida, são alimentos que elevam rapidamente a concentração de glicose no sangue, seguida de uma queda brusca, causando moleza. São encontrados em doces e açúcares em géral, como açúcar mascavo, melado, açúcar invertido, mel e adoçantes naturais, além da sacarose, lactose e maltose.

Fibras alimentares – Reguladoras do nosso laboratório interno, as fibras são encontradas em vegetais, como grãos, tubérculos, raízes, frutas, legumes, verduras, leguminosas e outros vegetais ricos em proteínas.

Alimentos com altos teores de fibras são benéficos para a função intestinal, pois elas reduzem o tempo que o alimento leva para ser digerido e eliminado, prevenindo a prisão de ventre e outras doenças intestinais.

PROTEÍNAS

Do total de calorias diárias da dieta, de 10% a 15% devem ser provenientes de proteínas.

De primordial importância, as proteínas são indispensáveis à construção dos músculos e à manutenção dos tecidos corporais, e também de enzimas e hormônios. São encontradas em produtos de origem animal, como carnes, ovos, leite e derivados, e também nos seguintes vegetais: feijões, lentilha, ervilha seca, soja e grão de bico, cereais integrais, castanhas e sementes.

A ingestão diária de proteínas, em adultos saudáveis e com peso normal, deve corresponder a 0,8 gramas por quilo de peso. Por exemplo, uma pessoa de 80 quilos deve consumir 64 gramas de proteínas por dia (0,8 gramas × 64 quilos).

GORDURAS

Do total de calorias diárias da dieta, 10% devem ser provenientes de gorduras.

Alimento de alta concentração energética (cada grama de gordura tem mais que o dobro de calorias que igual medida de carboidratos e proteínas), as gorduras se dividem em saturadas, insaturadas, que se subdividem em mono e poli-insaturadas, gorduras trans e ácidos graxos essenciais.

Gorduras saturadas – Sólidas em temperatura ambiente, essas gorduras aumentam o risco de dislipidemias, uma alteração que eleva os níveis de colesterol ruim e de triglicérides no sangue, e podem causar doenças cardiovasculares. São encontradas em produtos de origem animal, como manteiga, banha, toucinho, carnes e derivados, leite, iogurtes, queijos etc.

Por possuírem alta concentração energética, gorduras devem ser consumidas com moderação. E como são amplamente utilizadas pela indústria alimentícia na composição de massas para bolos, tortas, biscoitos e chocolates, devemos restringir também o consumo desses alimentos.

Gorduras insaturadas – Líquidas em temperatura ambiente, essas gorduras contribuem para a redução do colesterol ruim e se subdividem em mono e poli-insaturadas.

Gorduras monoinsaturadas – Eencontradas em certos óleos vegetais, como os de oliva e canola, e também em nozes, avelãs, castanhas, amêndoas e abacate, essas gorduras ajudam a reduzir o colesterol ruim e a aumentar o colesterol bom.

Gorduras poli-insaturadas – Encontradas nos óleos de soja, de milho, de linhaça, de algodão e de girassol, e também no óleo de peixe, essas gorduras ajudam a reduzir o colesterol ruim, mas tendem também a reduzir o bom.

Gorduras trans – São as gorduras mono e poli-insaturadas que foram modificadas para se solidificarem em temperatura ambiente, como as hidrogenadas em geral. Extremamente prejudiciais à saúde, sempre fizeram parte de produtos industrializados muito crocantes, muito macios e muito saborosos, como biscoitos, salgadinhos, sorvetes, margarinas, mas, mais recentemente, por força de lei, seu teor parece que vem sendo reduzido na maioria desses produtos... Pelo sim, pelo não, ainda que as embalagens estampem "não contém gordura trans", é bom ficar esperto, mesmo porque esses produtos são muito calóricos.

Ácidos graxos essenciais – A maioria dos ácidos graxos essenciais é produzida pelo organismo, exceto o ômega-6 e o ômega-3, considerados protetores das artérias, que podem ser encontrados em certos peixes, principalmente salmão, em cereais e em óleos de milho, de linhaça e de algodão.

Alimentos de alta densidade calórica

Densidade calórica de alimentos é um conceito que tem a ver com a quantidade de calorias contidas em porções iguais de alimentos diferentes. Considere uma porção de 500 gramas de alface e de sorvete: ambas as porções têm 500 gramas, mas a quantidade de calorias contida na porção de alface é quase dez vezes inferior à contida na porção de sorvete – 95 calorias da alface *versus* 900 do sorvete –, de modo que a porção de sorvete é muito mais densa em termos de calorias.

Alimentos de baixa densidade calórica são aqueles *in natura* ou minimamente processados, ricos em micronutrientes e com maior teor de água em sua composição, tais como frutas, legumes e verduras, e aqueles de alta densidade calórica são os mais processados, ou seja, os alimentos industrializados.

Diante disso, fica fácil entender por que os alimentos de alta densidade calórica ou energética promovem o ganho de peso, pois são pobres em micronutrientes e, em geral, ricos em gorduras, carboidratos simples ou amido, além de serem altamente processados.

Ao montar um cardápio para uma dieta de baixas calorias, os alimentos de baixa densidade calórica devem ser a opção principal, mas não apenas por conterem menos calorias e sim porque, além disso, eles têm maior valor nutricional. Lembre-se das porções de alface e de sorvete: o sorvete, um produto industrializado, é repleto de carboidrato simples (açúcar) e gorduras; a alface, por outro lado, um alimento *in natura*, é repleta de micronutrientes.

Para constatar o efeito de alimentos com baixa densidade calórica no emagrecimento, a dra. J. Ello-Martin, pesquisadora do departamento de ciências da nutrição da Universidade Estadual da Pensilvânia (EUA), acompanhou durante um ano um grupo de 71 mulheres obesas com idade entre 22 e 60 anos, divididas em dois grupos: um grupo orientado a apenas reduzir a gordura da dieta, e o outro, a reduzir a gordura e a incluir na dieta alimentos ricos em água – nenhum dos dois grupos tinha de se preocupar com um limite diário de calorias consumidas.

Ao final de um ano, constatou-se significativa perda de peso em ambos os grupos, mas, nos primeiros seis meses do estudo, o grupo cuja dieta incluía alimentos ricos em água perdeu mais peso. Registros dessa pesquisa mostraram que as mulheres desse grupo consumiram cerca de 25% mais alimento por peso e sentiram menos fome do que aquelas que apenas reduziram a gordura da dieta, o que permitiu concluir que, ao comer mais frutas e vegetais, a sensação de fome e de privação diminui e a perda de peso se torna mais efetiva.

Por que utilizar o conceito de densidade calórica

Conhecer os alimentos de maior densidade calórica e fugir deles aumenta suas chances de perder peso. Ao optar por ingerir mais frutas e vegetais, que têm baixa densidade calórica e alta densidade nutricional, você pode comer mais, o que ameniza a sensação de fome; além disso, consegue sentir-se mais saciado, ou seja, após as refeições, você se sente satisfeito.

Ao montar seu cardápio, leve em conta esses aspectos, pois são muito importantes quando se faz dieta de emagrecimento ou de manutenção do peso perdido.

No caso dos vegetais, a densidade calórica é alta em batata, mandioca e banana, e baixa em maçã, cenoura e feijão.

Dados do Ministério da Saúde, como mencionamos, indicam que quase metade da população brasileira está acima do peso. Isso, em dados do IBGE de 2004, representa cerca de 72 milhões de pessoas, e nos leva à espantosa constatação de que a população de obesos corresponde a sete vezes a população da cidade de São Paulo. Isso é terrível, mas o pior, mesmo, é saber que não estamos fazendo muita coisa para mudar essa realidade alarmante.

Você sabia que, de 1965 a 1997, o consumo calórico diário de cada brasileiro aumentou em torno de 27%? Isso aconteceu porque passamos a consumir mais gorduras (houve um aumento de quase 60% na participação das gorduras no total de calorias diárias) e menos carboidratos (houve uma redução média de 12% na participação dos carboidratos no total de calorias diárias), ainda que o consumo de proteínas tivesse se mantido constante no período. Sabendo disso, podemos tomar as medidas necessárias em busca de uma alimentação mais saudável, alcançando o peso ideal com a Dieta dos Passos.

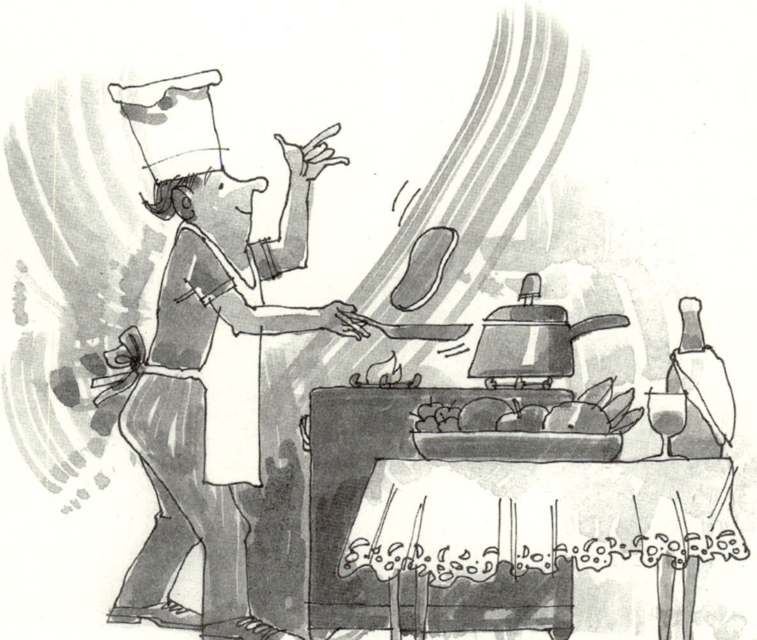

CAPÍTULO 8

*Opções saudáveis e inteligentes para você**

* Com a colaboração de Maurício Lomônaco, nutricionista.

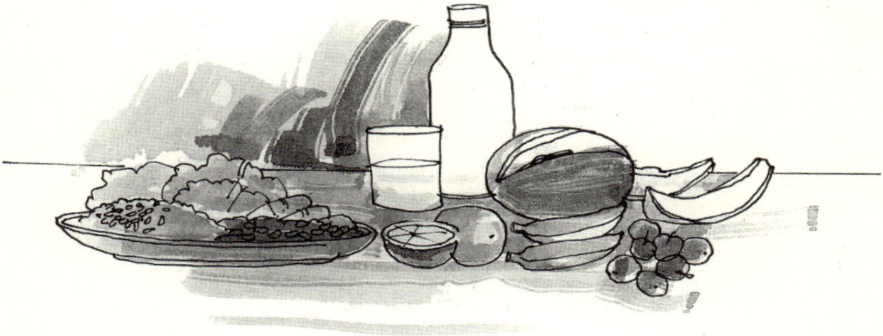

PARA O DIA A DIA

Tenha uma alimentação variada, composta de cereais integrais, feijões, frutas, legumes e verduras, leite e derivados.

- Carnes magras, aves e peixes devem ser consumidos em pequenas quantidades (uma porção ao dia), retirando-se toda a gordura aparente antes da preparação.
- Frituras e alimentos que contenham grande quantidade de sal, gordura e açúcares simples devem ter o consumo reduzido.
- Inclua nas refeições diárias pelo menos três porções de frutas e verduras, e coma outras três porções de frutas em sobremesas e lanches.
- O arroz com feijão, para o melhor aproveitamento das proteínas, deve ser consumido na seguinte proporção: uma parte de feijão para duas de arroz.
- Consuma diariamente três porções de leite ou derivados (queijos, iogurte, coalhada), de preferência desnatados.
- Evite o consumo de embutidos em geral, como salsicha, linguiça, presunto, salame, etc., pois contêm excesso de gorduras e sal – consuma-os apenas ocasionalmente.

- Limite o consumo de gorduras a uma porção ao dia, no máximo, evitando os produtos que contenham gorduras trans.
- Reduza a quantidade de óleo ao cozinhar, preferindo preparações assadas, grelhadas e ensopadas – para manter o óleo sob controle, o ideal é que, em uma família de quatro pessoas, uma lata de 900 ml dure um mês.
- Reduza o consumo de açúcar e de alimentos ricos em açúcares simples, como refrigerantes e doces.
- O consumo diário de sal deve limitar-se a 5 g ao dia (1 colher rasa de chá).
- Valorize o sabor natural dos alimentos, reduzindo as quantidades de sal e de açúcar ao prepará-los.
- Reduza de forma considerável o consumo de alimentos com alta concentração de sal, como temperos prontos, caldos de carne em cubinhos e similares, molhos prontos para massas e saladas, salgadinhos, sopas industrializadas, macarrão instantâneo etc.
- Beba pelo menos dois litros de água ao longo do dia, principalmente no verão e em dias quentes.
- Use água tratada, filtrada ou fervida para beber e para preparar sucos e outras bebidas.

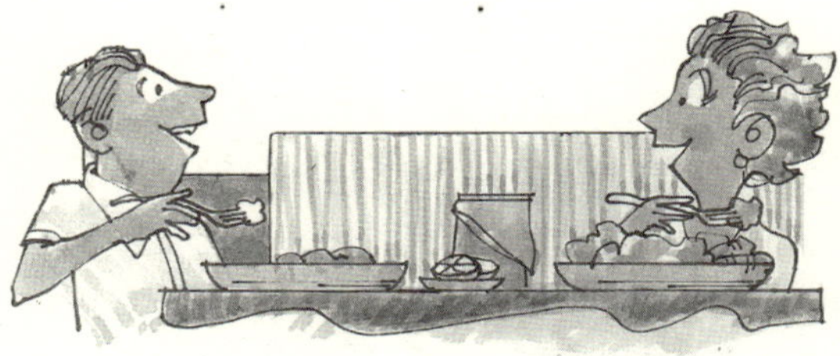

PARA ALIMENTAR-SE FORA DE CASA

Procure restaurantes calmos e confortáveis, nos quais possa comer sem pressa, mastigando bem e saboreando os alimentos.

- Evite lugares tumultuados, com fila de espera, televisor ligado em noticiários trágicos, pois isso só aumenta sua pressa em comer e se livrar dessa agitação.
- Prefira locais que sirvam grande variedade de saladas e legumes, cereais e carnes magras.
- Monte o prato com, pelo menos, $^2/_3$ de alimentos de origem vegetal.
- Tempere a salada com pouco azeite de oliva, pouco ou nenhum sal e limão, nunca com molhos prontos industrializados.
- Evite ao máximo restaurantes tipo *fast-food,* nos quais a maioria dos alimentos contém alta densidade calórica e baixa densidade nutricional, e isso é tudo de que você não precisa.
- Quando sair para trabalhar, leve duas frutas: uma para comer no meio da manhã e outra, quando voltar do almoço ou no meio da tarde.
- Mantenha uma garrafa de água em sua mesa de trabalho, para lembrar-se de beber ao longo do dia.
- Evite refrigerantes, preferindo sempre sucos naturais não adoçados.
- Se for comer carne, descarte a gordura aparente.

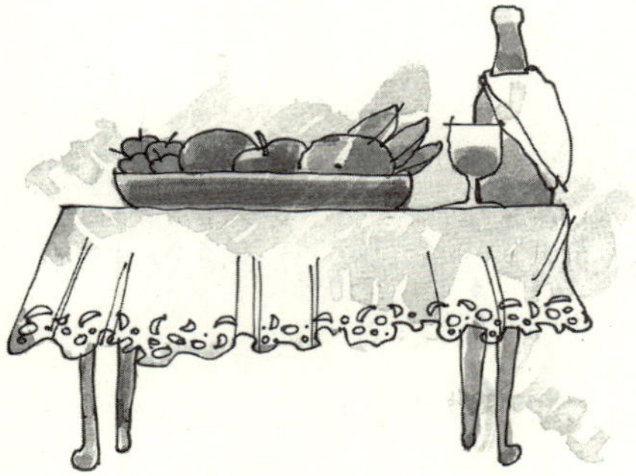

PARA QUANDO ESTIVER SOZINHO EM CASA

Anime-se a preparar sua refeição, evitando pedir comida por telefone e recorrer a congelados industriais.

- Aprenda a cozinhar: faça cursos de cozinha e conheça as técnicas culinárias. Existem cursos básicos de culinária de 15 dias, perfeitos para iniciantes. Pesquise.
- Planeje sua alimentação: abasteça a casa semanalmente com alimentos saudáveis, escreva o cardápio da semana, congele porções individuais de carne, filé de peixe e frango, e, antes de acender a boca do fogão para cozinhar, separe todos os ingredientes necessários.
- Se ainda não domina forno e fogão, comece por preparações mais fáceis, como saladas, legumes cozidos, omeletes... Pesquise receitas e formas de preparo na internet – você se surpreenderá com a quantidade de material culinário que encontrará!
- Descubra o prazer de "passear" em mercados de hortifrutis e feiras livres. São locais altamente estimulantes dos sentidos, pelo colorido e pelo aroma dos alimentos *in natura*. Certamente, você comprará mais alimentos saudáveis e voltará para casa muito mais relaxado.

- Invista no requintado sabor das ervas frescas e incremente seus pratos.
- Assuma o *chef* que existe em você e prepare porções maiores de feijão, sopas e molhos. Depois, congele em porções individuais e retome o dia a dia.
- Deguste suas criações culinárias com um bom vinho, mas beba apenas uma taça. Depois de servir-se, tampe a garrafa e guarde-a na geladeira para continuar bebendo durante os dias seguintes. Importante: bebidas alcoólicas devem ser consumidas com moderação, e sempre alternando com pequenas quantidades de água.

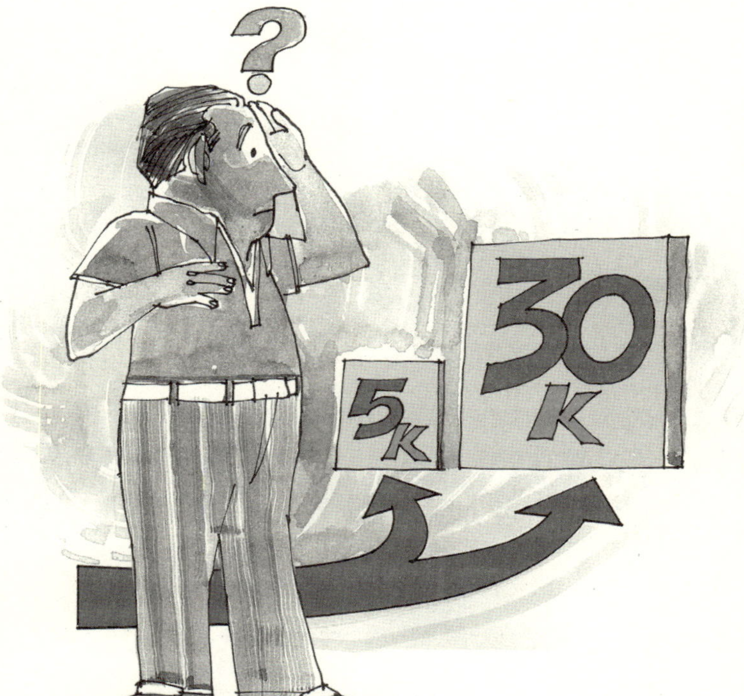

CAPÍTULO 9

Emagrecer: uma meta ou um sonho

Sem medir seu NAF, tudo fica muito abstrato, vago, e você pode ter o sonho que quiser, como o de perder 30 quilos em um mês, o que é irrealizável. Prefiro ser mais concreto e orientá-lo no processo, por exemplo, de emagrecer meio quilo por mês a partir de um planejamento para acumular passos diários, para que, no final de cinco anos, você tenha atingido o objetivo e perdido 30 quilos. Então, antes de avançar para as páginas finais, defina duas coisas: qual é sua meta e em quanto tempo pretende atingi-la.

O método passo a passo

Se você quer de fato ter algum resultado concreto, sua primeira meta deve ser adaptar-se ao uso do pedômetro. Após ser bem-sucedido no cumprimento dessa meta, a próxima será analisar o seu NAF, tendo ciência de que ele tenderá a aumentar.

Eu sei que temos pressa em atingir resultados, e sempre queremos obtê-los com o menor esforço possível. Só que tal expectativa vai contra tudo o que venho descrevendo como parte de um programa de passos e que diz respeito ao seu NAF. Procure, assim, imaginar que está financiando a reforma de uma casa, e que, quanto mais rapidamente quiser quitar o financiamento, mais alto será o valor das parcelas mensais. Uma vez que perder peso, da maneira que estou propondo, vai além de uma reforma, mas implica uma transformação no seu estilo de vida, considere que isso requer tempo e dedicação para cumprir um programa de passos com sucesso.

Meu conselho, portanto, é que vá com calma. Estabeleça metas razoáveis e persista até atingi-las. Quer eliminar três quilos de gordura em três semanas? Por que, em vez de três semanas, não pensa em seis meses? Pesquisas mostram que as chances de engordar novamente aumentam quando a perda de peso acontece de maneira muito rápida.

A propósito, procure não estabelecer metas baseadas na balança, isto é, em quilos, pois o peso corporal não necessariamente está relacionado a estar magro ou com sobrepeso. Quando você se pesa, o valor apontado pela balança não distingue o que é músculo e o que é gordura. Em outras palavras, o peso é um número bruto, que não nos informa o que mais precisamos saber, que é a quantidade de gordura no corpo.

O ideal para calcular a quantidade de gordura no corpo é utilizar métodos validados por especialistas. Atualmente, os mais indicados para essa finalidade são os seguintes:

Pesagem hidrostática: técnica considerada "padrão ouro" para o cálculo da porcentagem de gordura, a pesagem hidrostática consiste em pesar o indivíduo dentro de uma câmara-d'água, com base em cálculos bem complexos.

Bioimpedância: nesse método, o cálculo da porcentagem de gordura no corpo é feita com o auxílio de eletrodos.

Exame DEXA: trata-se de um exame sofisticado e caro, que mede a densidade óssea e a massa muscular.

Espessura das dobras cutâneas: esse método se vale de um aparelho específico, que mede a espessura das dobras cutâneas, permitindo que o cálculo da porcentagem de gordura corporal seja feito.

Medida de circunferências corporais: segundo pesquisadores, as medidas da circunferência do abdome servem como parâmetro para se acompanhar o aumento ou a redução da porcentagem de gordura corporal.

Como as demais técnicas para calcular a porcentagem de gordura corporal dependem de recursos mais sofisticados e/ou de outros profissionais, recomendo utilizar a medida da circunferência abdominal (e de quadril) como parâmetro para a análise dos resultados da Dieta dos Passos: se tiver aumentado seu NAF acima de sua ingestão calórica, por exemplo, a medida da circunferência abdominal começará a diminuir, bem como suas outras medidas.

Resistindo socialmente

No decorrer do processo, sua autodisciplina será testada e surgirão alguns dificultadores, a maioria relacionada ao convívio social: amigos apostando que você desistirá em duas semanas, familiares rindo do pedômetro preso à sua cintura, seu companheiro duvidando que você tenha força de vontade para ir até o fim... Pois eu o aconselho a não levar nada disso em conta, porque, ao iniciar esse programa, as pessoas sempre estão sozinhas, mas, não raro, encontram quem as acompanhe e ofereça parte do estímulo para que a atividade física seja algo que veio para ficar em sua vida.

Não pense que basta estabelecer uma meta para alcançá-la.

As pessoas questionam o porquê de querer mudar se você está bem, mesmo que um pouco gordinho. Ou, se já pratica alguma atividade física regular (corrida, tênis, natação, etc.), outros dirão que você não precisa de um pedômetro, pois já tem um NAF elevado.

Diante dos questionamentos à sua decisão de aumentar o NAF, que serão vários, resista. Não acredite em dúvidas sem dados! Prefira esperar pelo momento em que todos à sua volta começarem a perceber as mudanças e a exclamarem: "Nossa! Como você emagreceu!". Este tipo de comentário, sim, será um grande incentivo para que continue a perseguir sua meta na Dieta dos Passos.

Armadilhas tecnológicas

É difícil ter um NAF elevado em um mundo que oferece tantas comodidades, e mais ainda quando as pessoas à sua volta começam a estranhar seu novo comportamento. Mas, de todos os sabotadores do NAF, o pior, em minha opinião, é o carro. Símbolo de *status*, ele representa ameaça concreta à manutenção de um NAF adequado, por isso é prejudicial à saúde. Quer um exemplo? A título de experiência, calculei quantos passos acumulo quando uso o carro e quando utilizo o metrô e outras formas de transporte público, e os resultados foram surpreendentes: nos dias em que deixo o carro na garagem, chego a dar 10 mil passos a mais do que naqueles em que não o faço.

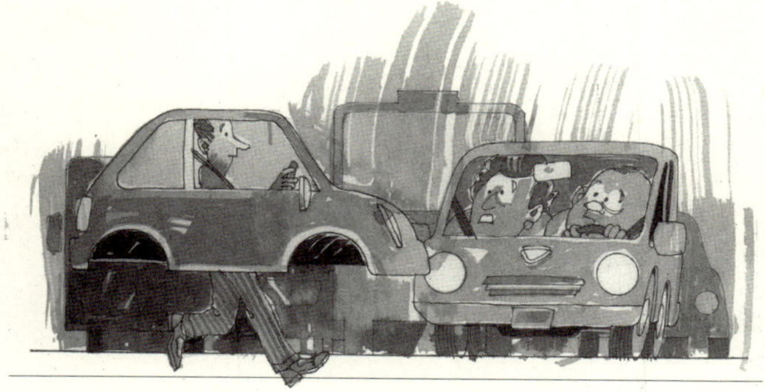

Se sabemos que as inovações tecnológicas sabotam nosso NAF, por que cedemos a elas? Comodismo? Constrangimento em agir diferente? Qualquer que seja o motivo, ceder a ele não é a melhor solução. Enfrente-o. Se for comodismo, diga "xô, preguiça" e saia andando... E se se sentir contrangido em fazer isso, saiba que as pessoas que estranhariam vê-lo subir pela escada comum em vez de usar a escada rolante, por exemplo, são aquelas que reparam em tudo o que todo mundo faz... Portanto, faça o que você tem de fazer para melhorar seu NAF e deixe que pensem o que quiserem, pois isso não é problema seu.

Escadas rolantes, elevadores, controles remotos, telefones sem fio, e-mails... graças a essas e outras comodidades, estamos nos movimentando cada vez menos no dia a dia. Antes do controle remoto, tínhamos de levantar do sofá para mudar o canal da TV; atualmente, basta apertar um botão, e, em breve, um comando de voz será suficiente... Antes do correio eletrônico, o popular e-mail, tínhamos de nos deslocar até o correio para enviar uma carta – aliás, escrita à mão – se quiséssemos contatar alguém distante; agora, basta um clique no mouse. Perdemos hábitos simples, mas que contribuíam de maneira importante para um NAF satisfatório.

Mudança de paradigma II

A Dieta dos Passos não promete resultados milagrosos. Ao contrário, propõe a redução média de 50 gramas de gordura por semana, a partir de um trabalho consciente de registro dos passos e de reflexão sobre o equilíbrio da equação gasto calórico *versus* ingestão alimentar. Se você for disciplinado para aumentar e sustentar seu NAF e manter sua ingestão calórica sob controle, é certo que alcançará resultados positivos – ainda que em um tempo maior do que gostaria.

Mas, além da mudança de peso, o maior benefício deste programa é a mudança do seu paradigma. O pedômetro mostrará seu NAF em números precisos, permitindo-lhe saber se está perto ou distante do NAF ideal. Assim, após uma caminhada de uma hora, se o pedômetro mostrar um resultado inferior ao seu objetivo, você, provavelmente, se sentirá desafiado a ir além, em vez de achar que a sua parte está feita.

Quem já precisou ajudar alguém a empurrar um carro, para fazê-lo pegar "no tranco", sabe que tirá-lo da inércia é o mais difícil; é preciso fazer muita força... Mas, uma vez que o carro começa a andar, torna-se cada vez mais fácil mantê-lo em movimento.

Assim também acontecerá com você, quando começar a usar o pedômetro. De início, duvidará dos resultados, dos números registrados no aparelhinho, e se perguntará: "Como é possível marcar tão poucos passos se eu andei quase uma hora?". Depois, cairá na realidade de seu NAF, vencerá a preguiça inevitável, e a reação virá naturalmente: você tentará se mexer cada vez mais e até chegará a correr um pouco, à medida que for acumulando passos. Então, quanto mais se mexer e aumentar seu NAF, mais terá certeza de que é preciso abdicar de alguns "luxos tecnológicos" para ter uma vida saudável. Você constatará, por fim, que conforto gera acúmulo de gordura e que gordura acumulada, paradoxalmente, gera desconforto físico e emocional. E, quando chegar a essa conclusão, você, provavelmente, também saberá responder o que vale mais a pena.

Conclusão

Ah, as armadilhas tecnológicas conspirando contra nós o tempo todo! Imagine que, justamente quando estava finalizando este texto, vi na TV a propaganda de uma geladeira que tem os compartimentos invertidos – freezer embaixo e geladeira em cima – para poupar ao consumidor o esforço de ter de se abaixar para pegar frutas ou legumes nas prateleiras inferiores... E quem foi que disse que abaixar-se e levantar-se é algo ruim, que precise de ser evitado?

E não apenas as armadilhas tecnológicas, mas situações bem corriqueiras também nos roubam oportunidades de nos movimentarmos, como quando você está feliz, caminhando, e surge um amigo de carro e lhe oferece carona – que fazer diante de uma atitude tão simpática? – ou quando começa a chover e você tem de parar sob uma marquise até que a chuva pare... E enquanto correspondemos à simpatia de nosso amigo e aceitamos a carona ou ficamos esperando a chuva passar, nosso corpo padece, carente de movimento.

A Dieta dos Passos não é uma solução rápida nem prática. Aliás, implica algum sacrifício, pois foi criada para se opor a um aspecto da realidade que as pessoas costumam apreciar bastante: o conforto. O conforto pode até trazer uma sensação agradável, mas o resultado é um desconforto físico e mental. Sim, porque queremos comer, mas não queremos o ônus do excesso de calorias, isto é, as gordurinhas acumuladas.

Caminhar 10 mil passos diários pode parecer muito para alguém que acaba de se adaptar ao uso do pedômetro e constata que acumula bem menos passos do que a quantidade ideal, mas serve de estímulo para aumentar seu NAF. Acumulou 4 mil passos num dia? Tente chegar a 4.500 no dia seguinte.

As tentações calóricas estão por aí. Doces, orgias gastronômicas e outras iguarias que nos dão tanto prazer. Como lidar com elas? No dia a dia, assim como em um restaurante, se consumimos temos de pagar! Praticando a Dieta dos Passos, porém, temos a vantagem de não precisar pagar a conta na hora em que ela nos é apresentada, mas de poder saldá-la aos poucos, devagar e sempre, usando o pedômetro e aumentando o NAF em direção a um saldo positivo. Por isso é importante ter o registro diário do NAF – esse índice, além de confiável, indica, de forma prática, quão próximo ou distante você está de atingir seu objetivo, para o qual cada passo conta!

Referências bibliográficas

American College of Sports Medicine. How Do I Use a Pedometer to Supplement My Walking Program? Disponível em: http://www.acsm.org/AM/Template.cfm ?Section=Brochures2&Template=/CM/ContentDisplay.cfm&ContentID=8102

Avaliação da atividade física em contextos epidemiológicos. Uma revisão da validade e confiabilidade do acelerômetro Tritrac–R3D, do pedômetro Yamax Digi-Walker e do questionário de Baecke, M. M.; Oliveira, J. A.

Blair et al. Physical fitness and all-cause mortality: a prospective study of men and women. *JAMA*, 262: 2395, 1989.

Booth, F. W., et al. Exercise and gene expression: physiological regulation of the human genome through physical activity. *Journal of Physiology*, 543.2, p.399-411, 2002.

Costa, K. B. Estudo comparativo de técnicas de determinação da composição corporal. Dissertação de mestrado, apresentada ao programa de pós-graduação em nutrição. Universidade Federal de Pernambuco, Centro de Ciências da Saúde, Departamento de Nutrição.

Fogelholm, M., et. al. Effects of walking training on weight maintenance after a very- low-energy diet in premenopausal obese women. *Arch. Intern. Med.* Vol. 160, Jul./2000.

GOTTLIEB, M. G.V.; DA CRUZ, I.B.M.; BODANESE, L.C. Origem da síndrome metabólica: aspectos genético-evolutivos e nutricionais. *Scientia Medica*, Porto Alegre, v.18, nº1, p.31-38, jan./mar. 2008.

http://congresso.cardiol.br/63/noticias/arquivo03.asp

http://www.ibge.gov.br/home/default.php

International Obesity Task Force (IOTF) – rede internacional de pesquisa que reúne especialistas da Associação Internacional de Estudos sobre Obesidade, uma ONG voltada para combater o crescimento da obesidade mundial.

LOPES, V.P.; MAIA, J.A.R;OLIVEIRA, M.M.Dec.; SEABRA, A.; Garganta, caracterização da atividade física habitual em adolescentes de ambos os sexos através de acelerometria e pedometria. *Rev. Paul. Educ. Fís.*, São Paulo, 17(1): 51-63, Jan./Jun. 2003

MATSUDO, V.K.R.; ARAÚJO, T.L. Pedômetros: uma nova alternativa de prescrição médica. *Diagn Tratamento.* 13 (2):102-6, 2008.

MOLENA-FERNANDES, C. A.; Ferrari, A; NETTO-OLIVEIRA; DE OLIVEIRA, A.A.B. E. R. Associação entre sobrepeso e obesidade e fatores de risco cardiovascular em funcionários de uma empresa de seguro-saúde. *Revista da Educação Física*/UEM Maringá, v.17, nº 1, p. 75-83, 1º Sem. 2006.

MURPHY, M. H.; BLAIR, S. N.; MURTAGH, E. M. Accumulated versus continuous exercise for health benefit. A review of empirical studies. *Sports Med.* 39 (1): 29-43, 2009.

PANTON, L. B.; KUSHNICK, M. R.; KINGSLEY, J. D.; MOFFATT, R. J.; HAYMES, E. M.; TOOLE, T. Pedometer measurement of physical activity and chronic disease risk factors of obese lower socioeconomic status African American women. *J Phys Act Health*. 4(4):447-58, 2007.

PAVLOU, K. N. e cols. Physical activity as a suplement to a weight-loss dietary regimen. *Am J Clin Nutr*. 49: 1110-4, 1989.

REPETTO, G.; RIZZOLLI, J.; BONATTO, C. *Prevalência, Riscos e Soluções na Obesidade e Sobrepeso*: Here, There, and Everywhere. Arq. Bras. Endocrinol. Metab. Vol. 47, nº 6, dez. 2003.

RIBEIRO, V.L.P. *Obesidade e Função Sexual*. Disponível em: psicologia.com.pt. Acessado em mar./2008.

RICHARDSON, C. R. et. al. A Meta Analysis of Pedometer Based Walking Interventions and Weight Loss. *Ann Fam Med* 2008; 6:69-77, DOI: 10.1370/afm.761.

SENA, J.E.A.; DE PONTES, L.M.; FERREIRA, U.M.G.; DA SILVA, J.M. Composição corporal e sua relação com o nível de atividade física de taxistas e carteiros de João Pessoa (PB). *Fit Perf J*, Rio de Janeiro, 7, 1, 21, jan./fev. 2008.

O PEDÔMETRO

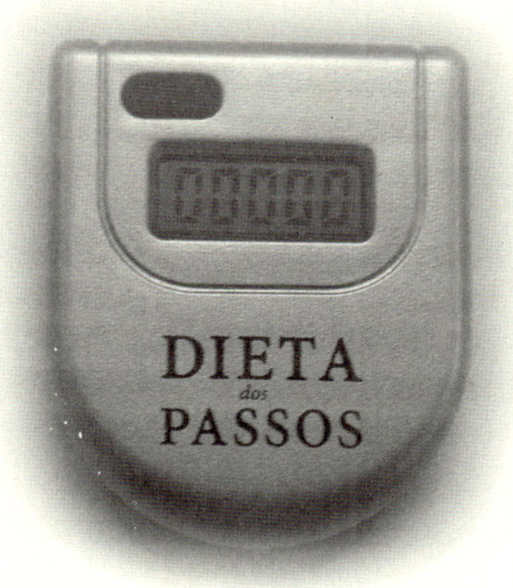

Prezado leitor, com este livro você está recebendo um pedômetro inteiramente grátis.

O funcionamento deste aparelho é bastante simples: um toque para iniciar a contagem de passos e um toque para zerar a contagem. Use-o afivelado à cintura ou dentro do bolso.

Há vários tipos de pedômetro no mercado, alguns com muitas outras funções além da contagem de passos, e há até aparelhos de telefone celular possuem essa função. Então, caso o aparelho que você está recebendo apresente defeitos, você pode usar outro. Salientamos que se trata de um aparelho frágil e, como todo aparelho, requer cuidados, como evitar exposição excessiva ao sol, contato com água e quedas, entre outros.

Nosso objetivo ao oferecer um aparelho juntamente com o livro é para que você, sentindo-se motivado com a leitura, possa iniciar a prática de imediato.

Este livro foi composto em Bembo Std
para Texto Editores Ltda.
em julho de 2010.